EXTRAIT

D'UN

OUVRAGE DE PHYSIOLOGIE MÉDICALE

INTITULÉ

INFLUENCE DE L'ORGANISATION

CHEZ L'HOMME CONSIDÉRÉ INDIVIDUELLEMENT

ET DANS SES RAPPORTS AVEC LA SOCIÉTÉ;

Par le D Denys,*

Membre titulaire de la Société royale des sciences, belles-lettres et arts d'Orléans,

Lu à la séance du 1er juin 1840.

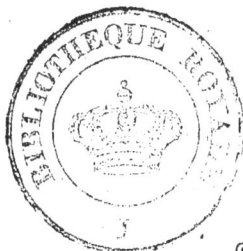

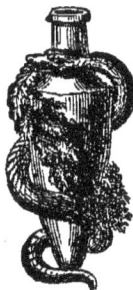

ORLÉANS,

IMPRIMERIE DE DANICOURT-HUET.

—

OCTOBRE 1841.

EXTRAIT

D'UN

OUVRAGE DE PHYSIOLOGIE MÉDICALE.

PREMIERE PARTIE.

γνωθι σεαυτον.

Tel est le vieux principe de morale, tel est le fameux
problême dont on a si long-temps cherché la solution, et
que la doctrine physiologique du cerveau était appelée à
résoudre.

Il semble en effet qu'un des premiers besoins de l'homme
dans les différentes phases de la civilisation traversées par
lui, ait été de chercher à pénétrer le grand problême de
sa vie intellectuelle et morale ; et, comme si à la solution
de ce problême se rattachait pour lui un intérêt presque
aussi puissant que celui de pourvoir aux besoins de sa
vie physique, il l'a demandée partout, il l'a poursuivie
tour à tour dans les systèmes des philosophes, dans les
inspirations des poètes, dans les récits des historiens ; plus
tard enfin, à mesure que les sciences naturelles ont gran-
di, il a interrogé ces sciences sur le merveilleux secret
de la formation de sa pensée ou du développement de
ses passions. Il a compris que, pour pénétrer les mystères

de l'intelligence, une condition indispensable était d'étudier l'organisation même, soit dans son état physiologique, soit dans les différentes altérations qu'elle peut subir.

Alors seulement la vie de l'homme serait réduite à son résumé le plus rigoureux.

Jusque là, soit qu'on ait suivi une marche défectueuse, soit qu'on ait été entraîné par d'anciens préjugés (et il faut convenir que c'est le propre de l'esprit humain dans ses recherches), on n'a pas vu, au milieu de cette innombrable quantité de faits qui constituent la vie humaine, un petit nombre de faits qui les résume tous, c'est-à-dire un petit nombre de lois qui en sont l'expression ; et l'esprit est resté comme frappé de stupeur à l'aspect de ce vaste horizon qui s'étend à mesure qu'on s'élève, que nul génie n'a parcouru et ne parcourra peut-être dans son entier. Alors on se rappelle avec un sentiment d'effroi ces paroles d'Hippocrate : *Ars longa, vita brevis.....*

Cependant si c'est dans les entrailles mêmes de l'homme que l'homme apprend à se connaître, à se voir tel qu'il est, tel que Dieu l'a fait; si le créateur a écrit chez l'homme, en traits de chair et d'os, sa loi, sa mission, sa destinée, au point que le langage vivant, énergique de l'organisme ne soit plus méconnaissable, quelle marche suivre aujourd'hui ?

Interroger cet organisme, pour en reconnaître les lois, comme nous avons interrogé les astres pour apprendre l'admirable mécanisme de leur cours; car dans cette étude l'étonnement a été grand, lorsqu'on a découvert que la loi des phénomènes de la nature n'est que la succession et l'expression résumées de ces phénomènes.

En effet, qu'est-ce que la loi d'attraction de Newton ? c'est l'expression mathématique d'un grand fait ; c'est ce qui doit être nécessairement, ce qui sera tant que les conditions d'existence des mondes persisteront les mêmes.

Que sont les lois de la physique ou de la chimie, celles de l'électricité, du son, de la lumière, du magnétisme, de l'hydrostatique? encore l'expression des faits, et rien que l'expression résumée des faits.

Qu'on dise où le fait n'est pas devenu loi, où la loi n'a pas pris naissance dans le fait.

D'où vient donc qu'on ait tardé si long-temps à demander au fait de l'existence humaine la loi de cette existence?

Mais encore une fois, ou l'organisme serait un mensonge du créateur, ou c'est l'expression de sa suprême intelligence et de sa volonté. Osons donc consulter cette admirable organisation, quels scrupules pourraient nous arrêter? Si par leur nature ces recherches ont quelque chose de si positif qu'elles puissent effrayer certains esprits, on ne nous reprochera pas du moins de nous engager dans des spéculations arbitraires. Qui pourrait dire qu'on insulte à la divinité, en tournant ses méditations vers les lois les plus sublimes de l'univers, en essayant de mettre au jour la sagesse infinie qui a présidé à sa composition?

Les peuples effrayés jadis s'agenouillaient devant le Dieu du tonnerre, le suppliaient de retenir la foudre en ses terribles mains. Est-ce une impiété maintenant de reconnaître dans le tonnerre la décharge électrique d'un nuage?

Les payens avaient peuplé la terre et le ciel d'innombrables divinités; le christianisme fut-il moins religieux en chassant tous les dieux subalternes pour n'en reconnaître qu'un seul?

Après avoir vu la marche qu'ont suivie les sciences à l'égard des mondes, ne pouvons-nous essayer de la suivre à l'égard des hommes?

Entrons dans le domaine de la métaphysique par le chemin de l'observation.

Influence de l'organisation en général.

En examinant les travaux des hommes qui se sont fait un nom illustre, en étudiant l'histoire de leur vie, c'est avec une sorte de peine et d'humiliation qu'on se figure toute l'influence de l'organisation ; mais si d'une étude superficielle on passe à un examen approfondi, médico-philosophique de ce qu'ils sont, on est forcé d'admettre la plus exacte conformité entre les attributs organiques et les affections morales, entre l'action de la sensibilité et les formes de la pensée, sans prétendre néanmoins que la constitution intellectuelle soit en tout une simple modalité de la substance organisée.

Dans l'organisation des espèces vivantes la nature a eu pour but d'établir tout ce qui était possible et nécessaire. Elle a voulu peupler toutes les régions du globe habitable ; ainsi les créatures furent constituées relativement à leurs besoins et au genre de vie qui leur était destiné. Chaque instinct de l'animal est inhérent à son organisation physique et paraît n'en être que le jeu même, tant qu'il vit. La grenouille garde la forme d'un poisson (le têtard) tant qu'elle demeure sous l'eau, ensuite elle dépouille cette forme pour habiter sur terre. L'oiseau nageur a été taillé pour fendre l'onde, le poisson a reçu une vessie pleine d'air qu'il gonfle et comprime à volonté, afin que, changeant sa pesanteur spécifique, il puisse à son gré remonter ou descendre dans les eaux. Le sapin obtient une vie dure, une écorce résineuse, un feuillage mince et serré, toujours vert, pour résister aux intempéries du nord, tandis que la plante délicate des Indes déploie des feuilles molles, larges comme des parasols, pour mieux abriter ses fleurs et supporter la chaleur du climat. Tous les êtres enfin sont pourvus de rapports merveilleux avec leur destination naturelle.

Si l'organisation éprouve une métamorphose, l'instinct

se met à l'instant même en rapport avec les formes nouvellement acquises. En admettant dans le petit cerveau et tout le système nerveux ganglionnaire d'une chenille certaines déterminations gravées, comme un air noté sur le cylindre d'une serinette, la chenille, par cela seul qu'elle vit, jouera, selon son impulsion, tout comme en tournant le cylindre de la serinette on joue un air. Survient-il une métamorphose par le développement successif des parties du papillon dans cette chenille, il arrive pour le système nerveux ce qui se fait pour le cylindre avancé d'un cran : il donne un autre air plus en rapport avec les besoins de l'animal transformé.

Il suffit de concevoir que la nature a dû et pu organiser le système nerveux du plus petit insecte, en y établissant des ressorts d'action, en y imprimant des déterminations primitives, tout comme elle dispose les autres organes de l'extérieur, les muscles, les jambes, les yeux.... Une fauvette chante naturellement tel air, tandis qu'un rossignol chante telle autre complainte amoureuse.

Ainsi, en jetant un coup d'œil sur la série des animaux, nous avons vu qu'ils sont doués de facultés très-multipliées et très-diverses, et, en passant des animaux à l'homme, on le voit avec des penchans, des passions, des facultés dont la diversité et le nombre sont encore plus prononcés. Où trouver la cause de cela, si ce n'est dans le système nerveux ?

La partie centrale du système nerveux étendue de la voûte crânienne au sacrum, communique par d'innombrables conduits avec tous les points de l'économie, en sorte qu'il n'est pas une fibre qui ne reçoive son rameau nerveux. Ce système est un centre dont la circonférence est partout ; car partout où on touche un tissu vivant, fût-ce même avec la pointe d'une aiguille, partout on se trouve en relation avec des nerfs. Enfoncez une aiguille très-fine à la partie supérieure et externe de l'orbite, de manière à aller piquer le nerf lacrymal, vous serez averti par un

écoulement abondant de larmes que ce nerf a été touché.
Il n'est pas une fonction qui se dérobe à l'influence toute-
puissante de ce système; dans le cas même où la physique
et la chimie jouent le rôle principal, vous ne pouvez vous
affranchir de l'influence nerveuse sous peine de voir la
vie diminuer ou s'éteindre.

Comment encore expliquer ces phénomènes, si ce n'est
par la multiplicité des organes?

Dans l'état de maladie et dans les expériences sur les animaux vivans, les altérations de certaines fonctions ne coïn-
cident-elles pas invariablement avec les altérations de telles
ou telles parties du cerveau?

Voici en peu mots le résultat des faits observés : 1º chez
l'homme les lobes cérébraux ne sont pas le siégé de toutes
les sensations, peut-être même ils ne le sont d'aucune
(il s'agit ici des sensations externes), du moins diverses portions de ces lobes peuvent être enlevées ou dés-
organisées sans que les sensations soient anéanties;

2º Les sensations et les fonctions intellectuelles proprement dites sont essentiellement distinctes entre elles, bien
que les unes et les autres concourent à un but commun;

3º Il est douteux que les lobes cérébraux soient le récep-
tacle unique de tous les instincts, de toutes les voli-
tions;

4º La partie antérieure ou frontale du cerveau est le
siégé de plusieurs facultés intellectuelles, sa soustraction
détermine un état d'idiotisme dont la perte de la connaissance distinctive des objets, des êtres extérieurs est le caractère dominant; idiotisme qui coexiste avec la persistance
des sensations externes. C'est le lieu de rappeler ici les faits
publiés ailleurs, pour prouver que chez l'homme c'est
dans la partie antérieure du cerveau que réside la faculté de parler, de créer des signes représentatifs, des
idées et des affections, faculté qui ne constitue pas l'un
des moins nobles apanages de notre espèce.

Dans le règne animal, voici qui mérite une bien sé-

rieuse attention : les propriétés des diverses parties du
cerveau ne sont pas sur un animal ce qu'elles sont sur un
autre d'une espèce différente, fait curieux que l'anatomie
seule n'eût jamais découvert, et que maintenant encore elle
est impuissante à expliquer.

Il est des fibres nerveuses qui manquent dans certains
animaux et qui au contraire sont très-développées dans
d'autres; on peut déjà en conclure que ceux-ci peuvent
exécuter des mouvemens qui n'existent pas chez ceux-là;
et c'est ce que les expériences tendent à prouver.

Blessez sur des animaux de classe différente les mêmes
parties du cerveau, vous déterminez sur chaque animal
des mouvemens en harmonie avec ses attitudes habituelles.
Le chien se couchera en cercle, le pigeon se rengorgera
en inclinant sa tête de côté. La position de l'un ne res-
semblera pas à celle de l'autre, quoique chez tous les
deux le même point cérébral ait été touché.

Tel est le résumé succinct des expériences faites à ce
sujet; je crois devoir le donner ici parce qu'il me semble
digne d'intérêt.

Si nous envisageons la partie intellectuelle et morale
de l'homme, quel état complexe! Qu'est-ce que l'intelligence, si ce n'est la réunion d'une foule de facultés, qui,
tantôt en s'isolant, tantôt en cessant d'exister ou en prenant un grand développement, forment l'infinie diversité
des esprits; et si toutes ces facultés ont leur siége commun et se passent dans les mêmes parties, comment concevoir qu'elles puissent ainsi se séparer les unes des autres? Pourquoi les hommes de génie ne sont-ils pas également hommes de génie dans tous les genres? Pourquoi
aussi rencontre-t-on des hommes qui n'offrent, sous le rapport intellectuel, qu'un développement très-ordinaire, ex-
cepté sous le rapport d'une certaine aptitude dans laquelle
ils se montrent supérieurs? Tels ont été un grand nombre
de musiciens, de calculateurs, de mécaniciens, etc. Pourquoi enfin y a-t-il d'autres hommes qui, n'ayant, comme

on dit, aucune vocation décidée, possèdent, à l'inverse des précédens, une intelligence tellement flexible et tellement étendue qu'on les voit embrasser, avec une facilité à peu près égale, les diverses branches des connaissances humaines, et, sans offrir aucun la supériorité du génie, se montrer cependant remarquables dans toutes?

L'homme n'est pas tout entier dans l'organisation sans doute, mais il n'est pas non plus tout entier dans le monde extérieur; et c'est en vain que vous connaîtriez toutes les actions de l'homme et les innombrables circonstances de son existence, si vous négligiez l'étude de son organisation. Toutes ces influences des circonstances ne sont que relatives, efficaces chez celui-ci, impuissantes chez celui-là; non, les circonstances ne sont pas tout; les révolutions ne créent pas de grands hommes, quand les germes des grands hommes n'ont pas été semés, mais elles font éclore ceux que le cours ordinaire des choses aurait tenus ensevelis.

Non, les intelligences ne sont pas égales, pas plus que les organisations, les qualités morales, pas plus que les qualités physiques, et l'organisation pose des barrières insurmontables là où l'éducation prétend obtenir des résultats supérieurs à la capacité du sujet. Nous savons bien que le monde extérieur pèse de tout son poids sur le végétal et sur l'animal, que les différentes productions de la nature reçoivent la couleur et la vie de tout ce qui les entoure. L'homme lui-même n'échappe point à cette loi. Mais l'éducation comme les circonstances extérieures, comme tous les modificateurs enfin, a besoin d'un certain degré d'organisation pour agir, et agit d'autant mieux que celle-ci est plus régulière et plus complète. Sans le cerveau rien ne se fait, tout languit; par lui tout s'accomplit et s'exécute.

L'habitude ne nous donne une grande facilité que lorsqu'il y a des organes qui y répondent. On ne s'élève jamais haut dans les genres pour lesquels on n'est pas né. Et quant aux orateurs, le *fiunt oratores* ne doit s'appli-

quer qu'aux sujets qui, quoiqu'ayant la parole un peu
difficile, sont d'ailleurs pourvus de facultés supérieures,
capables de donner plus tard à la parole la facilité qui
manque. Il faut prendre garde d'attribuer à l'habitude et
à l'opiniâtreté du travail une facilité et des succès dépen-
dant d'une faculté innée. Les philosophes ont dit : Travail-
lez et vous réussirez; on est tous les jours victime de ce
préjugé.

Tous les philosophes fondus ensemble, écrivait Voltaire
à Diderot, n'auraient pu parvenir à faire l'*Armide* de
Quinault, ni les *Animaux malades de la peste*, comme
La Fontaine. Corneille fit la scène d'Horace et de Camille,
comme un oiseau fait son nid ; à cela près qu'un oiseau
fait toujours bien et qu'il n'en est pas de même de
nous.

Un grand homme sans doute peut s'élever en dépit de
tous les obstacles, mais la fortune aussi doit y mettre du
sien. Pour produire de grandes choses dans sa spécialité,
il faut que l'homme ait encore la possibilité d'agir. Newton, par exemple, privé de toutes les ressources de la
science, aurait toujours eu la même force d'intelligence,
il aurait toujours été un type pour plusieurs qualités
éminentes, et en particulier pour la rectitude du jugement et pour l'imagination; mais si l'on n'avait mis à sa portée
qu'une partie plus ou moins grande de la science, il
aurait été Pythagore, Archimède, Kepler, et avec toutes
les ressources que lui présentait son siècle, il a été et il
a dû être Newton. Les talens militaires de Cromwell ne
parurent qu'à quarante-deux ans, comme le génie philosophique de Rousseau. Mirabeau était fait pour être un
tyran ou un tribun, les événemens lui donnèrent ce dernier rôle ; et qu'eût été Napoléon sans la révolution ?
peut-être un grand géomètre, un mathématicien et rien
de plus. Ainsi, loin de vouloir nier l'influence des choses
du dehors sur le développement et l'emploi de nos facultés,
nous redirons que l'homme en masse est le disciple de ce qui

l'entoure. Quoique la nature ait l'initiative en tout, il ne suffit pas d'avoir reçu d'elle toutes les qualités distinctives de notre espèce, il faut encore que les circonstances extérieures aient été favorables à la culture et au développement de ces facultés.

Que si nous reportons plus particulièrement nos regards sur la partie morale de l'homme, que de différences individuelles n'aurons-nous pas encore à constater? Voyez comme, abstraction faite de tout principe donné par l'éducation de famille, ou par les institutions sociales, tel homme vit tout entier sous l'influence d'une passion qui l'obsède, le maîtrise, l'entraîne comme malgré lui, soit aux actions héroïques, soit aux crimes atroces. Mais il en est des passions comme des facultés intellectuelles. Chez le plus grand nombre, il existe entre les passions un certain équilibre qui s'oppose à ce qu'aucune vienne à prédominer et à se subordonner tout le reste. Ce sont là les hommes ordinaires, c'est la foule; son sort à elle est de suivre le char de ces hautes intelligences, de ces âmes passionnées auxquelles appartient le monde, ce monde dont elles sont la gloire ou la honte, les délices ou le fléau.

Le même homme change souvent de goûts et d'affections : enfant, adolescent, homme fait, vieillard, les goûts, les passions diffèrent absolument. La doctrine physiologique du cerveau explique parfaitement toutes ces dissidences apparentes de l'organisme.

De la sensibilité nerveuse.

Quand je dis que le cerveau est la condition matérielle des facultés intellectuelles et des qualités morales, je ne dis point qu'il en soit la cause première, mais je soutiens qu'il en est l'unique instrument. Les manifestations de cet organe sont facilement appréciables, mais le mécanisme de ses opérations ne nous a point été dévoilé, et, à moins

d'aimer à parcourir le champ des hypothèses, nous devons
nous arrêter là où les moyens d'investigation nous aban-
donnent et où l'expérimentation ne nous apprend plus rien.
Il est un terme auquel l'esprit de l'homme doit s'arrêter, peut-
être même ne sera-t-il jamais donné de connaître le secret
des merveilles de la création. Aussi laissons-nous à d'autres la solution des problêmes ou si l'on veut des mystères
de la métaphysique ; aussi restons-nous simples spectateurs
de tant de luttes. Saisi de cette secrète horreur dont se dé-
fend mal le voyageur le plus courageux à l'aspect de régions inconnues environnées des plus épaisses ténèbres et
semées d'abîmes sans fond, nous n'osons plus faire un seul
pas lorsque, parvenus aux limites des connaissances ex-
périmentales, il ne nous reste plus qu'à parcourir ces espaces
infinis où la raison avec toutes ses lumières craint de s'é-
garer.

Toutefois suivons l'enchaînement admirable des causes
et des effets qui tombent sous nos sens, tenons compte des
puissances inhérentes à l'organisme et nous arriverons,
par cette marche sévère comme la science elle-même, à des
principes qui frapperont par leur évidence et serviront invariablement de base aux actions.

Dès que les premières recherches anatomiques eurent
dévoilé l'existence des nerfs, l'importance de leurs fonctions fut reconnue ; mais, établie sur des bases peu stables,
en raison de l'insuffisance des faits et de l'arbitraire des
théories, cette importance fut souvent infirmée, car l'histoire du système nerveux se lie intimement à celle de
l'esprit humain ; obéissant à toutes ses phases, se prêtant
à tous ses écarts, elle a été dominée par les idées des différens âges, jusqu'au moment où elle s'est rapprochée des
sciences d'observation. Aussi, mieux étudié de nos jours,
examiné dans tous ses détails de structure, exploré
dans ses influences, dans ses actes principaux, le
système nerveux est-il devenu la source de notions à la
fois plus précises et plus étendues, notions par le moyen

desquelles on peut assigner aux phénomènes auxquels il préside un mécanisme plus probable et mieux en rapport avec les lois générales de la nature. C'est alors seulement que la lumière a brillé sur quelques-uns des phénomènes les plus merveilleux de la vie.

S'enquiert-on comment ont lieu les impressions et l'influx cérébral, tout devient obscur. Nous savons seulement qu'il existe dans les nerfs un principe vecteur des sensations, des perceptions modifiées et élaborées. Mais quel est cet être singulier dont on ne peut nier l'existence ni la démontrer rigoureusement; est-ce un gaz subtil et mobile à l'excès? où se forme-t-il? que devient-il? quel est le moule premier, l'archétype originel de ces étonnans modèles qui captivent notre admiration? L'électricité sera-t-elle le principe constant d'harmonie organisatrice, d'unité souveraine et universelle de laquelle tout ce qui a vie émane? ou plutôt ce module primordial n'est-il pas un rayon de la divinité elle-même, créatrice de tout ce qui est?

Qu'on me dise d'abord où se trouvent les parties sensibles et irritables dans cet œuf fécondé parmi ces glaires albumineuses (1)?

Vous avez exposé ce produit trois semaines à la douce chaleur de l'incubation : comment avec ces matières si informes une puissance inconnue organise-t-elle un système nerveux, un cerveau, des yeux, un cœur, du sang, des membres et jusqu'à des plumes? enfin comment il sort de cet œuf un animal sensible, se mouvant, doué d'instinct, le tout à l'aide de la chaleur et d'un peu d'air? Cependant,

---

(1) Quelle étonnante prévoyance de la nature se manifeste dans la suspension même du jaune de l'œuf! Il est en effet soutenu, non par les pôles, mais vers les deux tiers de son diamètre, en sorte que la cicatricule se retourne constamment en haut, de quelque manière qu'on veuille rouler l'œuf. Cet arrangement était nécessaire, afin que l'impression de la chaleur de l'incubation de la mère fût immédiate sur l'embryon naissant, et afin que la bulle d'air, qui se trouve aussi toujours en haut de l'œuf, servît à la première animation du poulet.

que cet œuf n'ait pas été fécondé et l'incubation n'y développera qu'un horrible putrilage, où seront donc alors la sensibilité, la motilité, la vie?

De tout temps les physiciens ont cru apercevoir une grande analogie entre la force nerveuse qui excite les muscles à se contracter et le fluide électrique, et nulle autre hypothèse ne pouvant rendre raison des mouvemens visibles de contraction spontanée, l'action nerveuse doit être considérée comme étant sous la dépendance d'un fluide pénétrant, analogue au fluide électrique ou galvanique; cette supposition a pris le caractère de la vérité depuis de nombreuses expériences, qui tendent à prouver que la force nerveuse a son siége dans le cerveau et dans le cervelet; car la destruction de ces organes entraîne la paralysie des muscles soumis à la volonté. Quelle analogie en effet entre la structure du cervelet et du cerveau et la disposition des plaques de la pile voltaïque! La substance grise, la substance blanche et le liquide qui les baigne ne semblent-ils pas correspondre exactement au pôle zinc, au pôle cuivre et à l'eau acidulée qui les sépare. Qui niera que le fluide céphalo-rachidien, cette dépendance du système nerveux central sur laquelle on a l'habitude de passer légèrement, et dont M. Magendie a fait l'étude physique et expérimentale, ne soit aussi indispensable pour l'exercice régulier de l'organe cérébro-spinal que l'intégrité des humeurs de l'œil pour l'accomplissement parfait de la vision, et qu'à l'histoire de ce liquide ne se rattachent des classes entières de maladies? L'exemple des poissons électriques, tels que la torpille, la gymnote, etc., etc., n'annonce-t-il pas qu'il se passe, dans l'action excitatrice du nerf sur le muscle, des phénomènes analogues à ceux d'une décharge électrique? Ces effets sont si évidemment soumis à l'influence nerveuse, que la section de la huitième paire, essentiellement destinée à cet appareil, en supprime à l'instant les étonnantes fonctions.

Au rapport de Desmoulins, les poissons qui ont la faculté de se défendre contre leurs adversaires en déchargeant sur eux des torrens d'électricité, présentent dans l'encéphale un lobe surnuméraire dont l'existence est en rapport avec la faculté toute spéciale qui leur est départie. Et Reil va jusqu'à dire qu'il y a dans l'iris une chaîne annulaire de ganglions qui donne à cette partie son expression particulière.

Si après avoir vu quels corollaires on peut déjà tirer de la disposition signalée dans l'intérieur du cerveau , nous examinons cet organe à sa base, c'est-à-dire au point d'origine de tous les nerfs qui s'irradient dans l'organisme , au confluent de tous les vaisseaux sanguins veineux et artériels que la physiologie nous montre accumulés en cet endroit, pour imprimer une secousse à la masse nerveuse , que remarquons-nous ? Ici encore, mélange des deux substances, des éminences, des cavités, des conducteurs, c'està-dire partout des centres nerveux d'abord isolés, puis réunis par des conducteurs ; ici des nerfs qui se renforcent de distance en distance avant leur épanouissement.

Voyez, en procédant d'avant en arrière, la commissure des nerfs optiques, le tubercule cendré, la tige pituitaire, les tubercules mamillaires, les prolongemens antérieurs de la protubérance cérébrale, la protubérance cérébrale, ses prolongemens postérieurs, les tubercules quadrijumeaux , plus loin les éminences pyramidales et olivaires (qui , à l'exemple des corps mamillaires, ne se trouvent chez aucun animal), enfin les corps restiformes, la moëlle et ses renflemens, le cervelet (1).

_____

(1) Suivant Gall et Spurzheim , les pyramides antérieures , les pyramides postérieures et les faisceaux olivaires constituent les principaux appareils de formation. La pyramide antérieure est là comme la racine de chaque hémisphère cérébral. Après son entrecroisement avec la pyramide opposée, elle traverse la protubérance ; là elle se renforce et continue son chemin à travers le pédoncule antérieur et arrive au corps strié ; nouveau renflement, puis elle gagne les circonvolutions où elle devient hémisphère. Les faisceaux olivaires et les pyramides postérieures vont de leur côté compléter ce que la pyramide antérieure n'a pu faire,

En passant en revue les diverses parties du cerveau, on trouve partout une disposition uniforme et harmonique :

Tantôt les éminences telles que le cervelet, la protubérance cérébrale, les tubercules quadrijumeaux, mamillaires, le chiasma des nerfs optiques, peuvent être considérées comme des centres nerveux distincts;

Tantôt ce sont des ganglions placés sur des nerfs comme organes de renforcement de distance en distance et avant leur épanouissement, par exemple, sur les pédoncules, sur les nerfs moteurs communs.

Cette opinion se trouve justifiée par la sensibilité de ces petits appareils. Aussi établissons-nous une grande différence entre les ganglions que l'on trouve dans le cerveau et ceux qu'on rencontre sur le trajet du grand sympathique, au cou, au thorax, entre les ganglions de la vie animale et ceux de la vie organique. Car ceux-ci peuvent être piqués, coupés, arrachés sans douleur, sans lésion de sensibilité, sans changement immédiat dans les fonctions, tandis que de semblables opérations sur des ganglions ou nerfs cérébraux produisent des douleurs affreuses.

Aussi disons-nous que les ganglions ou filamens qui partent du grand sympathique ou qui s'y rendent, n'ont aucune analogie avec les nerfs proprement dits : couleur, forme, consistance, disposition, structure, propriétés de tissu, propriétés chimiques, propriétés vitales, tout est différent, aussi différent que l'irrégularité de ce système comparé à la disposition harmonique du cerveau !

Considérons un moment le corps des animaux comme formé de portions annulaires superposées, ainsi que les pièces d'une pile. Nous trouverons cette disposition très-

---

et ainsi se trouve façonnée chaque moitié du cerveau. C'est par les commissures que Gall expliquait l'unité du système nerveux. Le corps calleux, la voûte à trois piliers seraient aussi les agens de ces communications sympathiques. Sans adopter cette opinion, nous la soumettons au jugement des physiologistes,

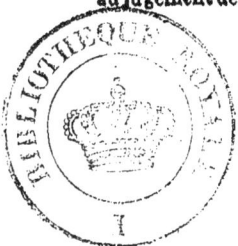

2

bien dessinée sur les vers et l'immense série des animaux articulés. Une nodosité ganglionnaire correspond à chaque anneau et lui distribue ses nerfs.

Dans plusieurs espèces inférieures dont les anneaux sont bien séparés, les ganglions correspondans sont tellement isolés et distincts, qu'ils leur impriment à tous une sensibilité et des mouvemens indépendans comme eux. L'animal est alors, pour ainsi dire, formé d'un assemblage de corps qui ont tous une vie et un système nerveux spécial, et l'on voit ses anneaux se mouvoir séparément, successivement et en prenant un point d'appui les uns sur les autres, comme si chacun d'eux avait besoin d'être excité par le mouvement de celui qui le précède.

Mais à mesure qu'on s'élève dans l'échelle, la séparation des anneaux paraît moins tranchée et leurs ganglions moins indépendans, ils se lient de plus en plus par des faisceaux d'anastomose à ceux qui les précèdent et les suivent, de manière à former un cordon de moins en moins noueux, finissant par constituer un système d'ensemble dans l'action duquel se perdent les mouvemens partiels.

Nous n'en sommes pas moins conduits à considérer un ganglion isolé comme un système sensitif et locomoteur complet pour l'anneau auquel il correspond.

Au degré le plus élevé de l'animalité, une masse pulpeuse se trouve déposée sur le trajet des fibres spinales, et surtout autour des anses épanouies et réfléchies qui terminent l'extrémité antérieure du cordon rachidien. Cette pulpe constitue le système cérébral et forme avec l'appareil spinal les renflemens qu'on appelle moelle allongée, cerveau et cervelet. Elle peut être considérée comme l'agent unique des fonctions intellectuelles, dont le caractère essentiel est la propriété d'établir un intervalle entre les sensations et le mouvement réacteur, intervalle dans lequel se placent la pensée, le jugement et la volonté.

Dans les autres systèmes, rien de semblable. L'irritation des nerfs sensitifs ne traverse le centre que pour se porter immédiatement sur les nerfs moteurs; la contraction suit aussitôt la sensation; il semble que le même ressort les mette en jeu ; leurs mouvemens ne supposent ni jugement ni volonté.

Telle est la différence anatomique et physiologique des divers systèmes nerveux ; telle est l'échelle de gradation remarquable dans le règne animal, depuis les principes de mouvemens les plus simples jusqu'aux principes de vie générateurs et conservateurs des corps organisés.

L'homme passe par tous les types de l'organisation animale. Le système fibrillaire existe le premier, les ganglions se montrent ensuite, en troisième lieu se développe la moelle épinière et enfin la pulpe cérébrale ; en sorte que chez lui.se réunissent, non pas simultanément, mais d'une manière successive, les divers systèmes nerveux.

Après avoir fait remarquer l'ordre dans lequel ils se succèdent et le lien par lequel ils se correspondent, voyons comment se propage la puissance d'innervation.

Quelle que soit sa nature, nous pouvons déjà la considérer comme la réunion des propriétés de sentir, de percevoir et de mouvoir. Le sentiment est le provocateur du mouvement; la sensibilité se développe ordinairement sur les filets épanouis des nerfs sensitifs, elle marche donc de la périphérie au centre. Il n'en est pas de même du mouvement, il ne peut arriver que des centres aux radicules des nerfs moteurs. Il en résulte que la sensibilité marche en sens inverse de la contractilité, et que la puissance d'innervation semble parcourir un demi-cercle, en un mot qu'il existe une hémi-circulation nerveuse.

La nécessité d'un courant nerveux pour faciliter dans le corps vivant quelque opération chimique, n'est nulle part mieux démontrée que dans l'acte de la respiration.

L'oxigène de l'air, attiré par le sang, traverse par endosmose les parois des radicules bronchiques; mais si toute communication entre le poumon et les masses nerveuses principales est interrompue par la section de la huitième paire; le sang cesse bientôt de s'oxigéner, lors même qu'on ouvre à l'air un libre passage au-dessous de la glotte.

Il faut que les nerfs de la huitième paire soient intacts, ou bien il faut au moins qu'il y ait contact entre les deux bouts d'une division artificielle pour que la digestion s'opère.

Quelle que soit la hauteur à laquelle on blesse un nerf, si l'on irrite des fibrilles sensitives provenant d'un point plus excentrique que celui sur lequel on agit, les douleurs seront perçues comme si elles dérivaient du point le plus excentrique. A la suite d'une amputation, le malade croit souffrir dans la partie retranchée ; dans la coxalgie, les douleurs semblent partir du genou.

Analogie de l'agent nerveux et de l'agent électrique.

Disons un mot des analogies qui rapprochent encore ici l'agent nerveux et l'agent électrique; et pour établir la comparaison, considérons le système nerveux sous le rapport de sa structure, de sa disposition et de son mode d'action.

Nous avons déjà vu quelle conséquence on peut tirer de la structure du cerveau, et de la disposition de la substance grise par rapport à la substance blanche etréciproquement(1); et cette remarque, si elle ne prouve point l'identité parfaite de l'agent nerveux avec l'électrique, démontre du moins entre eux de grands points de ressemblance ; eh bien! cette conformité d'effets qui semble indiquer celle de leur essence, va devenir non moins évidente dans l'exercice de certaines facultés soumises plus directement encore à l'influence du centre nerveux et des conducteurs qui en émanent.

Il n'est pas ici question de la forme organique, je ne veux pas traiter ce sujet, mais je dois le dire pourtant,

---

(1) M. Baillarger a reconnu, j'ai omis de le dire, à la substance corticale des circonvolutions six couches alternativement grises et blanches.

c'est une singularité très-remarquable qu'on ait si complètement négligé l'étude d'un phénomène aussi saillant, aussi fécond en inductions que celui de la forme qui distingue toutes les créatures, tous les objets créés. La forme organique n'est pas un produit des forces chimiques ; c'est au contraire le résultat d'un principe qui dessine de riches variétés et les impose à la matière. Dans le règne inorganique, la masse prédomine et la forme est subordonnée. C'est le contraire dans le règne organique : prenez un insecte, la masse y est à peine sensible, tandis que la forme y est ingénieusement prodiguée ; placez cet insecte à côté d'une chaîne de montagnes, vous ne serez plus alors frappé que par l'énormité de la masse et la grossièreté de la forme. Aussi y a-t-il toujours corrélation entre la dignité de la fonction inhérente à l'organe et la dignité de la forme propre à cet organe ; et cette corrélation se vérifie-t-elle surtout dans la structure du cerveau. Ici jamais en effet la matière n'eût pu servir l'esprit aussi exactement que l'expérience nous le montre, sans l'intervention de la forme qui seule a pu les rapprocher et les concilier.

Ce qui frappe le plus dès l'abord, c'est la solidité de la boîte osseuse destinée à loger la substance nerveuse centrale. Il semble que la nature ait été au-devant des précautions les plus minutieuses pour mettre un organe aussi délicat à l'abri de toute violence extérieure. Le crâne est arrondi, afin que les pièces qui le forment, agissant comme autant de voûtes, résistent avec une grande énergie à toutes les causes qui pourraient blesser ou contondre la pulpe cérébrale. Qu'un coup soit porté sur la tête, les os ne cèdent pas comme cèderait un os plat. Il y a là un mécanisme fort curieux.

L'indispensable liaison de la fibre nerveuse et de la fibre musculaire me paraît bien propre à jeter quelque lumière sur la nature de l'agent nerveux. Un cercle galvanique, composé seulement de nerfs et de muscles, excite des contractions. Un cercle dont fait partie une pile composée d'élémens inorganiques, détermine des effet encore plus marqués.

Ces sortes d'expériences, répétées à l'infini depuis Galvani, viennent encore établir l'analogie, la presque identité de l'agent nerveux et de l'agent électrique, puisque ce dernier semble suppléer l'autre, puisque le premier imite le second dans ses effets. On ne peut voir effectivement, dans le phénomène de la contraction musculaire, que l'effet d'une attraction comme électrique, répétée autant de fois qu'il y a de zig zag à chaque fibre et dont la force est multipliée par le nombre de ces fibres.

Ainsi, c'était au système nerveux que nous demandions tout ce qui touche à la vitalité, c'est encore ce système que nous retrouvons, lorsqu'il s'agit de l'accomplissement et de la coordination de nos fonctions mécaniques; peut-être même ce second ordre de phénomènes est-il aussi admirable que le premier, par la multitude d'agens qui concourent à un même résultat. Oui, cette propriété qu'a le système nerveux de diriger d'une manière précise et sans hésitation un acte mécanique tellement compliqué que l'analyse peut à peine le saisir, confond tous nos calculs et nos prétentions scientifiques.

Choisissons un exemple parmi nos actes les plus simples et les plus familiers. Qu'on me dise pour combien chaque muscle agit, quand je saisis un objet avec la main, combien de fibres y prennent part, quel degré de force chacune déploie, quelle somme de forces toutes réunissent? Vous n'arriverez même pas à des données approximatives, tant le problème est compliqué. Borelli a voulu seulement estimer la force d'un muscle quand il se contracte, et il a complètement échoué.

Pour suivre et compléter la comparaison, arrêtons-nous ensuite sur l'identité d'un certain nombre de causes qui développent l'électricité et qui activent l'innervation (les percussions, les frottemens, les agens chimiques), arrêtons-nous sur l'idioélectricité du corps vivant. Nous en avons donné un exemple en parlant du galvanisme développé par le contact des nerfs et des muscles d'un animal mort depuis peu; il suffit que deux personnes se donnent la main pour se retirer du contact électrisées au point de mouvoir l'électromètre de Coulomb.

Notons encore les faits suivans : Il se développe autour des nerfs une atmosphère nerveuse ou de vie qui se propage à distance et nous permet d'expliquer, d'une part les communications nerveuses entre deux individus, ou ce qu'on nomme improprement le magnétisme animal ; d'autre part plusieurs impressions sympathiques entre les divers organes du même individu, sans communication immédiate des nerfs, comme les métastases opérées d'un membre sur un autre.

La pulpe nerveuse est contenue partout dans une enveloppe non conductrice, comme le serait le fluide électrique dans du verre.

Si l'on coupe le nerf qui transmet l'action ou si on le comprime seulement, l'action est interrompue, comme dans la chaîne électrique ; et si dans une partie récemment séparée du corps on irrite un nerf, toutes les parties auxquelles il se distribue entrent en agitation.

Enfin, lorsque la volonté produit le mouvement à l'extrémité du corps, l'effet est instantané, et après une suite répétée de mouvemens, la faculté motrice s'épuise.

Notons encore et en dernière analyse la sensation douloureuse produite par une décharge électrique et le trajet semblable à celui des nerfs que suivent dans les membres les commotions excitées.

La saveur déterminée par le galvanisme sur la langue placée entre deux métaux différens, les sensations de bruit ou de lumière émanées d'un courant galvanique qui traverse la tête au niveau des yeux ou des oreilles.

La caloricité qui, suivant Chaussier, tient essentiellement à la sensibilité et à la motilité et dérive des mêmes agens et des mêmes principes. Enfin, rappelons ici le développement de chaleur si constamment, si énergiquement produit par l'électricité, jusqu'à la déflagration des corps combustibles : fait qui peut par induction éclairer la théorie des combustions spontanées chez l'homme.

Cette analogie entre deux agens, dont l'un manifeste sa puissance dans les corps inorganiques surtout, et dont l'autre semble plus exclusif aux corps organisés, est donc fondée sur de nombreuses et frappantes inductions. Elle assimile en conséquence, pour ne pas dire qu'elle identifie, les lois de la vie corporelle aux lois physiques, aux lois universelles, et c'est en la considérant de cette hauteur que la physiologie est réellement la science de la nature et de la nature entière.

Nul doute que les phénomènes moléculaires de la nutrition, les agrégations, les désagrégations dont elle se compose, ne dépendent d'une sorte d'affinité chimique et ne rentrent ainsi jusqu'à un certain point dans le domaine des lois universelles. Nul doute qu'il n'en soit ainsi pour les exhalations et inhalations, pour les sécrétions même. Un courant électrique active de beaucoup l'exhalation, nommée par Dutrochet endosmose.

Ce n'est donc pas seulement une volonté intellectuelle, mais une irritation mécanique ou chimique, qui détermine des mouvemens dans la pulpe nerveuse. Il y a donc grande apparence qu'un fluide actif, analogue à l'électricité, au calorique, est la source de cette admirable faculté de mouvoir et de sentir que manifeste la pulpe médullaire à l'état de vie. On comprend bien qu'il n'est pas ici question des phénomènes intellectuels. Prétendre expliquer les actes de l'intelligence par des principes de physique ou de chimie, ce serait sortir sans profit pour la science du cercle des observations physiologiques et tomber dans l'absurde.

L'agent nerveux, dont les mêmes faits nous ont révélé l'importance et la nature, est donc, comme l'a dit Cuvier, le véritable ressort de la vie végétative dans les animaux, c'est-à-dire le principe de tous les phénomènes autres que ceux de l'intelligence. C'est l'Ενορμος d'Hippocrate, l'animus de Lucrèce, l'archée de Van Helmont, c'est

l'équivalent du principe vital de Barthez, des propriétés
vitales de Bichat, de l'incitabilité de Brown, de l'excita-
bilité de Rolando.

Insister plus longuement sur les preuves que l'anatomie,
la physiologie expérimentale et la pathologie ont accumu-
lées depuis l'origine de la science jusqu'à nos jours en faveur de cette opinion, ce serait sortir des bornes que nous
nous sommes prescrites; ce serait se mettre en frais bien
inutiles auprès de tous les hommes tant soit peu versés dans
l'étude des sciences médicales; ce serait encore prendre des
soins superflus auprès de ces amis du paradoxe, qui a des
milliers de faits incontestables, d'une liaison et d'une con-
cordance parfaite, osent opposer une demi-douzaine de faits
isolés, douteux, et dont tout le mérite est d'être fort extra-
ordinaires.

Maintenant, dans l'appréciation du rôle du système nerveux cérébral, nous ne laisserons point échapper une différence essentielle, savoir, qu'en raison de la susceptibilité
de ce système, de la finesse de l'organisation, la plus petite
modification de fonctions, le plus léger changement organique amène aussitôt de la différence dans les impulsions
et les pensées.

Les âmes humaines peuvent être comparées à des instrumens dont les cordes déjà diverses par elles-mêmes ou par
leur tissu, sont encore montées sur des tons différens. Frap-
pée par une même impulsion, chaque corde rend le son
qui lui est propre, c'est-à-dire qui dépend de son tissu, de
sa tension, de sa grosseur, de l'état momentané où la met
l'air qui l'environne. De là résulte cette variété frappante
que nous remarquons entre les esprits, les passions, les
goûts, les opinions des hommes. C'est la diversité et l'inégalité des facultés qui rend les hommes nécessaires les uns aux
autres; sans cela, ils vivraient isolés.

Si l'agent nerveux est analogue aux impondérables,
comme eux il doit être susceptible de modifications nombreuses. Qui ne connaît les sept modes principaux de l'agent

lumineux, le calorique latent ou combiné; le calorique
sensible, le calorique rayonnant? L'électricité elle-même,
prise en particulier, n'offre-t-elle pas des modifications
réelles, quand elle se manifeste par contact de substances
hétérogènes (galvanisme), quand c'est le frottement qui la
dégage soit du verre, soit des résines; mais ces modifications
ont leurs bornes, celles de l'agent nerveux doivent aussi
avoir les leurs.

Ainsi, la prééminence physiologique du cerveau est le
principe de la suprématie de l'intelligence, et par conséquent de la prééminence sociale, et le degré de perfection
du système nerveux marque le degré de supériorité dans
l'échelle de l'animalité. La sensibilité fait tout notre génie,
a dit un poète, et Montaigne : L'homme ne vaut que quand
il émeut.

Les facultés, les sentimens, les passions ne sont que les
divers modes ou les degrés de la sensibilité; le point de départ est toujours un système nerveux cérébral bien développé, éminemment impressionnable.

Par ce mode d'investigation, nous remontons des conséquences aux principes ; quiconque sort de là, quitte le chemin de l'observation, de la réalité, pour s'égarer ; car,
rien de plus vrai que ce mot de Pascal : Il ne faut pas se
méconnaître, nous sommes corps autant qu'esprit.

*Les facultés intellectuelles et affectives sont innées et résident
dans l'encéphale, leur point d'origine et leur foyer central.*

Quand on voit ce qu'on a vu de tout temps, l'inégalité
des penchans et des aptitudes chez des hommes soumis d'ailleurs à un même mode d'éducation, quand on voit en dépit des circonstances l'entraînement à certains actes vertueux ou criminels, on se demande comment on n'a pas
observé de tout temps que dans les manifestations intellectuelles et affectives, le dedans a au moins autant de part
que le dehors, le cerveau que les sens, et qu'il est des facultés primordiales innées, susceptibles d'un mouvement,

d'un exercice spontané et indépendant du secours de l'éducation ou des excitations extérieures.

Voulez-vous établir des rapports de première apparition, de diminution , puis de cessation complète, l'innéité dans l'étendue de ce mot , c'est-à-dire antériorité d'apparition sur les sensations, indépendance plus ou moins complète de développement et d'action, prenez l'être humain *ab ovo*. Que voyez-vous , durant la vie intra-utérine? faits et pouvoirs végétatifs, sans sentiment probable , puis vraisemblement faits sensitifs et par conséquent pouvoirs de sensations internes et instinctives à peu près purement viscérales. Après la naissance? persistance presque exclusive de ces deux ordres de faits.Enfin, manifestement après un développement complet plus ou moins tardif, faits relatifs à une attention prolongée et volontaire, à la mémoire, au raisonnement.

Ainsi, embryon , fœtus , enfant, l'homme a parcouru dans son développement tous les anneaux de la chaîne zoologique. Il a commencé sous l'empire des lois de la chimie organique et sans instincts , puis il a vécu à la manière des animaux infusoires et zoophytes, en acquérant progressivement l'instinct et les sentimens ; plus tard enfin , l'intelligence , sous l'influence des impressions intérieures et extérieures.

Eh bien ! l'humanité , sous certains rapports, se développe comme un simple individu , et il paraît en être à peu près de même pour l'esprit humain ; car en le suivant dans sa marche incertaine, on le voit s'essayer dès les premiers temps, se fortifier , s'élever aux plus hautes conceptions et présenter ensuite les mêmes phases que l'intelligence de l'homme , depuis l'enfance jusqu'à la maturité. Lui aussi on le voit attribuer aux caprices d'êtres surnaturels les effets les plus simples, au lieu de les déduire de lois immuables , seules dignes d'une intervention divine ; on le voit ensuite, dans une route plus sûre et plus conforme à la raison , observer les faits d'abord isolément, puis les rapprocher et en déduire des conséquences ; plus tard, il apprend à interroger la nature par l'expérience, et c'est quand sa raison a mûri qu'il cherche à apprécier la nature des causes, leurs intensités réciproques et à s'élever ainsi à la connaissance des effets prochains. Tel est le développement que l'esprit humain semble prendre, si l'on étudie ses progrès dans l'histoire des sciences.

Toutes les facultés humaines ont donc leur enfance et leur maturité. C'est une vérité que la physiologie ne cesse de rappeler. Les facultés que nous partageons avec les brutes paraissent plus tôt que la raison ; mais quand le développement intellectuel de l'homme est terminé , l'éducation, l'exemple ne sauraient faire naître en nous de nouvelles facultés ; nous n'en aurons jamais d'autres que celles que Dieu nous a données.

Ce serait donc à tort qu'on érigerait le moi en faculté première ; on ne pourrait établir cette supposition que par une abstraction violente ; l'intelligence étant un phénomène qui s'ajoute à ceux de l'instinct et des sentimens par le progrès de la vie.

De jeunes animaux exécutent certaines opérations avant même que leurs membres soient parvenus au terme de leur perfection. Le jeune taureau frappe de la tête avant que ses cornes soient poussées ; le poulain rue avant que son pied soit revêtu d'une corne solide ; le marcassin cherche à faire usage de défenses qu'il n'a pas encore ; le chien nouveau essaie de mordre quand ses dents n'ont pas encore percé la gencive ; enfin , le jeune canard , éclos sous une poule , court vers l'eau. Chaque animal sent d'avance et connaît sans instruction l'emploi auquel ses membres sont destinés. Si cela n'était pas ainsi, pourquoi un jeune marcassin ne ferait-il pas plutôt usage pour se défendre des dents dont il est déjà pourvu , que des défenses qu'il n'a pas encore ? Pourquoi le chien malade mange-t-il précisément du gramen pour se faire vomir ? Pourquoi le renard pressé par la faim , fait-il le mort à la vue des oiseaux de proie ?

Expliquez-moi sans subterfuge d'où naissent ces étranges

instincts; et si tout système qui n'embrasse pas l'universalité des phénomènes de la vie dans toutes les créatures organisées, depuis l'homme jusqu'au polype et depuis le cèdre jusqu'à la moindre mousse, ne peut être la fidèle image de ce qui se passe dans la nature, et s'il nous faudrait une physiologie comparative, comme il existe une anatomie comparée, puisons de nouvelles preuves de l'innéité dans l'observation du règne animal.

Rapports analogiques entre les animaux et l'homme.

La comparaison de l'homme avec les animaux a cessé d'être un objet de scandale, depuis que nous la trouvons dans les œuvres de Condillac, ce philosophe qui a si constamment défendu l'immatérialité de l'âme, et dans les écrits du grand Pascal, qui disait dans sa piété profonde : « S'il est dangereux de trop faire voir à l'homme combien il est égal aux bêtes, sans lui montrer sa grandeur, ou de lui trop faire voir sa grandeur, sans lui montrer sa bassesse, il est encore plus dangereux de lui laisser ignorer l'un et l'autre. »

Mais pour conserver le mérite essentiel de la vérité native, ces rapprochemens ne doivent pas être forcés, et pour en faciliter l'emploi, il faudrait les examiner sous le double rapport de l'intelligence et des passions.

Relativement à l'intelligence, nous établissons en thèse générale que les facultés intellectuelles sont dans leur développement, ordinairement en raison directe *du volume des lobes antérieurs au cerveau;* et si l'on compare l'homme aux différentes espèces d'animaux quant à la masse encéphalique et à l'angle facial, on trouve les analogies naturelles en proportion rigoureuse avec les similitudes organiques.

Relativement à l'instinct, les rapports sont beaucoup plus diversifiés. Comme chacune des espèces animales, comme chacun des individus offre son instinct particulier,

sa passion caractéristique, de même aussi les individus et
les espèces jouissent d'une constitution organique, d'une
physionomie propre. Le moral d'une part, le physique de
l'autre, se trouvent dans un rapport constant et d'autant
plus invariable, que jamais ils ne sont modifiés par l'art,
faussés, altérés par la dissimulation. Dès-lors, chez les
animaux, le caractère est aussi facile à apprécier que le tem-
péramment chez l'homme. Les dispositions morales se trouvent dans une harmonie parfaite avec les conditions organiques. Jamais on n'observe ici les contre-sens de la physionomie si fréquens dans notre espèce ; on ne voit point chez
les animaux comme chez l'homme, l'enjouement de la pro-
sopose masquer un cœur brutal, une âme féroce.

Ici, toutes les significations sont opérées d'après la nature
et la vérité. Mais peut-être demanderez-vous ce qu'ont de
commun l'intelligence de l'homme et des animaux, si elles
diffèrent plus que la mousse ne diffère du chêne, le polype
d'un mammifère ?

Et peut-être vous répugnera-t-il d'admettre que,
pour connaître la conscience de l'homme, il faille étudier le
sentiment presque contestable du polype, et qu'on doive,
pour arriver aux actes de la volonté, partir des mouvemens
microscopiques des infusoires ?

Je suis tout disposé à admettre avec vous une énorme différence entre ces divers ordres de faits (1). Mais si je ne crois
pas que la physiologie du polype ou du singe soit identique
à celle de l'homme, je ne pense pas néanmoins qu'il soit
inutile pour l'étude de la pensée de remonter des uns à
l'autre, malgré l'intervalle assez grand qui sépare le Hotten-
tot de l'orang-outang. N'y a-t-il pas une époque où la sen-

_____

(1) Voir dans un misérable infusoire une sorte de miniature de l'organisation humaine, c'est être par trop modeste ; et si un philosophe a
pu accuser l'homme d'orgueil pour s'être comparé à la divinité, un philosophe ne pourrait-il pas nous reprocher un excès d'humilité pour
chercher si bas notre image ? Nous resterons à notre place et nous laisserons l'infusoire à la sienne.

sibilité n'est pas plus intellectuelle que celle du singe, une époque encore où l'existence toute végétative était au-dessous de celle d'un infusoire ou d'un lithophyte? Et pourtant toutes ces existences ne font dans chaque homme qu'une seule et même existence. C'est la variété dans l'unité et dans une unité tellement une, qu'il n'est pas possible de dire où finit une de ces vies pour faire place à celle qui la suivra.

Si l'enfant, tout instinctif d'abord, devient intellectuel à mesure qu'il grandit, ne trouve-t-on pas la seule explication possible de ce fait dans le développement et l'exercice de nouveaux organes?

Lisons l'histoire de Gaspard Hauser, élevé jusqu'à seize ans dans un cachot obscur, à l'abri des objets exté-rieurs dont l'impression est si nécessaire à l'exercice de la parole et des sens.

Ce malheureux n'était vraiment éduqué d'aucun organe; il ne distinguait pas les objets, il n'avait ni juge-ment ni induction, quoiqu'il en fût très-capable. Son cer-veau souffrait aussi vivement par le simple essai de la pen-sée, que son estomac par l'essai des alimens ordinaires. (Il n'avait vécu que de pain noir et d'eau.) Son histoire a démontré jusqu'à satiété que nos perceptions, réflexions, affections sont des actes d'organes, aussi bien que notre digestion et les mouvemens de nos membres. »

Qu'à l'occasion de ce fait, on veuille bien réfléchir à la difficulté et à la lenteur avec laquelle se développent les fa-cultés d'abstraire dans le jeune âge, l'imperfection où elles restent toute la vie chez les peuples sauvages, et l'on sen-tira que nous sommes faits sur le même modèle que les animaux à la tête desquels nous place la supériorité de notre organisation nerveuse.

A quoi nous sert de dire que c'est une fatalité qui les pousse à construire des terriers, des nids, à tisser des toiles, à tendre des piéges, quand cette prétendue fatalité diffère dans chaque animal et quand le système nerveux correspond à chaque différence ? N'avons-nous pas aussi nos fatalités instinctives, et n'est-ce pas par elles que commence notre vie ?

La toile de l'araignée, la cellule exagone de l'abeille, le nid des oiseaux, la cabane du castor, la fosse conique du fourmi-lion, le faucon qui tue le lièvre en le frappant à la nuque, et l'écureuil qui ouvre la noisette par l'extrémité pointue, le chant du rossignol, la timidité du lièvre, la ruse du renard, le courage du coq, la cruauté de la belette, la circonspection du chamois qui place des sentinelles, la sociabilité du lapin qui vit en république, l'indifférence du coucou pour ses petits, malgré l'instinct ardent qui le porte à s'accoupler, et l'amour vraiment maternel de la guenon ; toutes ces merveilles et tant d'autres prouvent-elles autre chose que le produit des instincts et des aptitudes industrielles que les animaux apportent quand ils viennent à communiquer avec le monde extérieur ?

Allons plus loin : Niera-t-on qu'ils se souviennent des faits antérieurs, qu'ils en tirent parti pour leurs déterminations, qu'ils comparent, qu'ils jugent et savent varier les moyens d'attaque et de défense, suivant les circonstances? Le loup évente un troupeau dans un parc dont il mesure la hauteur comparativement à ses forces, juge de la difficulté de la franchir lorsqu'il sera chargé de sa proie, en conclut l'inutilité ou le danger de l'entreprise. Si le troupeau est répandu dans la campagne, surtout près d'un bois, il juge le succès facile et va saisir un mouton à la vue du chien et du berger ; il mine le parc ou la bergerie, quand il ne peut y pénétrer autrement. Les animaux concertent même leur chasse entre eux ; la louve se fait poursuivre par le chien qu'elle éloigne, tandis que le mâle enlève sa proie. Quand les singes veulent dévaster une melonnière, ils placent une sentinelle avancée, puis établissent une chaîne entre eux pour se passer les melons jusqu'en lieu sûr. Si le renard s'aperçoit que les embûches se multiplient autour de lui, il quitte le pays, et plus il est âgé, plus il est difficile de le prendre.

Quel'e philosophie orgueilleuse méconnaîtrait donc les lois qui régissent le règne animal, et penserait ennoblir l'homme en niant la vérité, pour le mettre dans une sphère de perfection qu'il se donnerait lui-même, indépendamment de l'initiative de la nature!

Gall a prouvé que la nature a l'initiative en tout, que l'entendement n'est pas l'apanage exclusif de l'homme, ni l'instinct l'apanage exclusif des animaux. Laisser aux animaux ce que la nature leur a donné en partage, ce n'est certainement pas ravaler notre espèce.

Ainsi, l'anatomie comparée, dont les progrès sont déjà immenses, appelle une physiologie intellectuelle comparée.

Ainsi, tout intéresse dans l'immense nature, tout nous élève à la connaissance de l'homme; la fleur la plus humble, l'insecte qui bourdonne, la goutte de pluie sur l'aile de l'oiseau, ont leur intérêt scientifique et leur idéalité poétique. Quelle puissance d'une ténuité inconcevable pénètre dans les petits viscères d'un ciron microscopique et dirige tous ses mouvemens, son instinct, ses mœurs, inspire ses amours et ses craintes!

Certes, on ne peut refuser à ces créatures le sentiment, ni une existence complète relative à leur organisation.

En voyant toutes ces aptitudes chez les animaux, on ne pouvait douter que les divers penchans de l'homme ne fussent innés; car sans l'*amour de la propagation* et celui de la *géniture*, sans le *sens de l'attachement*, on ne comprend pas la société.

En effet, une société de gens qui seraient tout-à-fait indifférens l'un à l'autre, aurait-elle l'esprit de nationalité qui nous fait préférer au reste des hommes trente ou quarante millions d'individus portant le même nom de peuple que nous, et même l'amour de l'humanité qui nous fait secourir un homme plutôt que l'animal le plus doux? Mais à part même ces trois penchans, on ne pouvait comprendre l'homme existant comme individu, sans l'instinct qui lui fait mettre à mort des animaux plus faibles que lui, pour sa nourriture, sans le courage pour se défendre et la ruse quand il ne peut faire usage de la force, sans l'instinct qui lui fait s'approprier le champ où il s'est établi, qu'il a cultivé le premier, sans l'instinct qui le fait s'abriter.

Il fallut bien admettre comme innées ces diverses aptitudes, notamment les deux dernières, *les sens de la propriété et de la construction.*

Mais ce fut presque un concert de malédictions contre le philosophe qui avait osé proposer l'admission de la *destructivité.* Assimiler l'homme au tigre, quelle immoralité! Il fallut pourtant bien voir du sang dans tout ce qui nous entoure, festins, plaisirs, gloire guerrière; dans nos lois même, dans nos lois qui, par une dure nécessité, proclament depuis des siècles la nécessité du meurtre pour réprimer le meurtre qui se reproduit toujours avec une constante et périodique exactitude. Il fallut bien admettre la *destructivité* pour la conservation de l'espèce, comme pour celle de l'individu (soit qu'on la regarde comme un résultat, tantôt de l'instinct *d'alimentation*, tantôt de l'instinct *d'activité physique*); il fallut bien reconnaître enfin que ce n'est pas assez de la mort naturelle et que la mort violente est aussi dans la nature.

Et en effet, qui se refuserait à admettre l'existence du mal moral et du mal physique, comme décret de l'éternelle Providence? Par le mal moral, le genre humain ne porte-il pas l'empreinte du mal originel? S'il n'y avait de penchans que pour le bien, où serait la possibilité de faire le mal; comment concevoir les mots vertu, sans penchant au mal, récompense, punition?

Pourquoi faut-il que l'animal le plus innocent soit maltraité de toutes les manières par l'homme, que l'enfant expie la faute de son père, que la grêle qui ravage la terre du riche, n'épargne pas le champ du pauvre laboureur?

Si donc le mal a été placé originairement dans la nature

à côté du bien , pourquoi l'organe de la *destruction* ne figu-
rerait-il pas parmi les forces fondamentales de l'homme ?
Et comment ne pas arguer de la présence de cette force ,
à la nécessité de son application , bonne ou mauvaise ?

Et en effet, si l'homme ne saurait être par sa nature un
être destructeur, d'où vient donc que, sous tous les pré
textes , il a couvert la terre de bûchers et qu'il n'a cessé
de l'arroser de sang humain ?

Examinez ce qui se passe au sein des mers, sur la surface
et dans les entrailles de la terre , élevez et plongez votre vue
jusque dans les plaines de l'air, partout la vie et la mort ;
partout la ruine d'un individu prépare une proie pour son
voisin. Cette perpétuelle oscillation entre la vie et la mort
fut sans doute la cause physique des anciens dogmes de la
métempsycose des gymnosophistes de l'Inde. Car rien ne
meurt essentiellement ; quand nous descendons au tombeau,
notre vie se distribue dans de nouveaux êtres ; nous servirons
peut-être à nourrir l'épi de blé que mangeront nos des-
cendans. Nous dévorons maintenant la substance de nos
aïeux, comme ils dévorèrent les débris de leurs pères trans-
formés en nourriture nouvelle.

La race humaine se multiplierait-elle donc plus vite qu'il
n'est compatible avec le bien - être des individus ; est-elle
soumise inévitablement à une loi de destruction mutuelle ?
Oh ! n'allons pas croire, sur le récit véridique de tant d'atro-
cités, que l'homme soit naturellement altéré du sang de ses
semblables. Pour que l'instinct de destructivité dépasse le
but de son institution , il faut que l'exaltation des penchans
inférieurs, le vice de l'éducation, les circontances enfin
poussent l'homme hors de sa sphère. Ce serait avilir notre
nature que de la rendre comptable de l'abus des facultés qui
lui ont été départies ; autant vaudrait-il dire que l'attachement et l'amitié ne font que des méchans et des ingrats.

Nous le prouverons , toutes nos facultés nous ont été
données pour une fin salutaire. L'homme devait puiser son
aliment dans tous les règnes de la nature , il devait défendre

sa vie contre une aggression étrangère ; mais chaque fois qu'il a dépassé ces pouvoirs, il est tombé dans l'abus et dans l'animalité (1).

La société renferme le germe de tous les crimes, et les acilités nécessaires à leur développement. Tout état social suppose, comme conséquence de son organisation, un certain nombre et un certain ordre de délits. Cette observation, décourageante au premier abord, devient consolante au contraire quand on l'examine de près, puisqu'elle montre la possibilité d'améliorer les hommes, en modifiant leurs institutions, leurs habitudes, l'état de leurs lumières. Elle ne nous présente au fond que l'extension d'une loi déjà bien connue de tous les philosophes préoccupés de la sociétésous le rapport physique : c'est qu'on doit attendre le retour des mêmes effets, tant que les mêmes causes subsistent. L'influence trop grande supposée de tout temps à l'homme dans tout ce qui se rapporte à ses actions, a pu faire croire qu'i n'en était pas de même des phénomènes moraux. C'est un fait remarquable dans l'histoire des sciences, que plus les lumières se sont développées, plus s'est resserrée la puissance attribuée à l'homme. Ce globe dont il était l'orgueilleux possesseur, n'est devenu aux yeux de l'astronome qu'un grain de poussière flottant, inaperçu dans l'espace. Un tremblement de terre, une inondation suffisent pour faire disparaître en un instant un peuple entier, ou détruire l'ouvrage de vingt siècles. D'une autre part, quand l'homme

---

(1) C'est alors qu'il faut prendre le mot destructivité dans son acception la plus rigoureuse. Mais il ne faut pas toujours donner cette signification au mot détruire : Gall a jeté les fondemens, aujourd'hui l'on tire des conclusions. J'avoue que plus j'observe les phénomènes de la nature, plus je vois une force de destruction. Toutefois ne la concevez-vous pas, vous répugne t-il de l'admettre, eh bien ! encore une fois, ne forcez pas l'acception du mot détruire; voyez comme but de cet organe la sécurité et la conservation. Oui, rien de mieux démontré, l'instinct de l'alimentation, du maintien de la vie et de la défense est dans les masses latérales du cerveau, et je ne sais par quel argument, par quel sophisme, par quelle plaisanterie, on pourrait attaquer cette vérité à défaut de faits.

semble plus livré à ses propres actions, on le voit tous les
ans payer à la nature un tribut régulier de naissances et de
décès. Dans la régularité avec laquelle il reproduit le crime,
nous voyons aujourd'hui se rétrécir de nouveau le champ
dans lequel s'exerce son activité individuelle. Mais si chaque
pas dans la carrière des sciences semble lui enlever une por-
tion de son importance, combien il donne aussi une idée
plus grande de sa puissance intellectuelle qui a su pénétrer
des lois en apparence impénétrables ; si son orgueil matériel s'est trouvé frustré en voyant combien est petite la
place qu'il occupe sur le grain de poussière dont il faisait
son univers ; combien son intelligence a dû se réjouir d'a-
voir porté si loin sa puissance et d'avoir plongé si avant dans
les secrets des cieux !

Car en suivant, l'histoire à la main, l'homme moyen de
l'humanité à travers les différens siècles, nous le voyons
d'abord en possession de toute sa force, s'en prévaloir aveuglément et attribuer au monde matériel une valeur et une
étendue illimitée. Mais, à mesure que sa raison se développe, un nouveau monde se déroule à ses yeux et resserre
les limites de l'ancien ; peu à peu l'homme intellectuel finit
par effacer l'homme physique. C'est ce triomphe toujours
croissant de l'homme intellectuel que nous présente à chaque page l'histoire des arts et des sciences. Ainsi

Les actions des hommes sont soumises à des lois.

Soit défiance de ses propres forces, soit répugnance à regarder comme soumis à des lois ce qui semble le résultat
des causes les plus capricieuses, dès qu'on s'occupait des
phénomènes moraux, on croyait devoir abandonner la
marche suivie dans l'étude des autres lois de la nature.

Mais « les phénomènes, quand on observe les
masses, paraissent rentrer dans l'ordre des phénomènes
physiques, en sorte qu'on pourrait admettre comme principe fondamental dans les recherches de cette nature, que
plus le nombre des individus que l'on observe est grand,
plus les particularités individuelles, physiques ou morales

s'effacent et laissent prédominer la série des faits généraux en vertu desquels la société existe et se conserve. »

Dans ces derniers temps, des hommes qui ont senti le besoin de l'esprit positif de l'époque, et qui eux-mêmes paraissent doués d'une grande sévérité de jugement, on publié des travaux de statistique d'un haut intérêt. Ils ont eu le mérite et la patience de rassembler des milliers de faits entassés confusément dans les cartons des administrations et jusque là totalement perdus pour la science; et la statistique, en consacrant les assertions du génie, assertions qui ne pouvaient être émises gratuitement, c'est-à-dire comme un résultat purement imaginaire, mais bien comme le produit de l'observation et l'effet nécessaire d'une haute intelligente, la statistique par les masses de faits qu'elle a mises au jour, a forcé l'incrédulité jusque dans ses derniers retranchemens.

La statistique appliquée au moral de l'homme, voilà une tentative qui va émouvoir bien des scrupules, exciter plus d'un sourire d'incrédulité. Et qu'est-ce cependant de si absurde? Où pourrait être le danger de ce rapprochement, quand la statistique elle-même vient confirmer ce que nous dit déjà l'expérience? A la vérité, tous les résultats donnés par l'observation des masses sont relatifs aux masses seulement; ils nous fournisent des lois générales et non des lois particulières. Mais toutes les sciences en sont là, il leur faut l'observation des masses pour sortir de l'ornière et briller de vérités éclatantes pour tous.

C'est l'étude des facultés, l'histoire naturelle de l'homme qui nous dira comment les actions qui dérivent de nos facultés, de vertueuses deviennent criminelles; comment chacun de ces besoins, chacune de ces facultés, correspond à une organisation de plus en plus élevée, l'homme étant, par son type incomparable, le chef-d'œuvre de la création; et comment certains actes sont purement instinctifs et communs à l'homme et aux animaux. Laplace a dit : « On reconnaît dans les faits physiques une dépendance intime entre

les effets et les causes, et une suite de périodicité an-
nuelle dans les causes ; » — « Tous les événemens, ceux
même qui par leur petitesse semblent ne pas tenir aux
grandes lois de la nature, en sont une suite aussi nécessaire
que les révolutions du soleil. » Ainsi le germe de la grande
révolution qui a marqué la fin du siècle dernier avait été
jeté depuis long-temps et se développait avec lenteur en des-
cendant des sommités intellectuelles jusque dans les rangs
inférieurs de la société ; et sa marche n'a point échappé à
a sagacité des observateurs.

Il faut bien l'avouer, quelque affligeante que paraisse au
premier abord cette vérité, en soumettant à une expérimentation suivie les corps bruts et le système social, on ne
saurait dire de quel côté les causes agissent dans leurs effets
avec une régularité plus grande.

Quelle constance on observe dans les résultats que présentent chaque année les documens relatifs à l'administration
de la justice ! On passe d'une année à l'autre avec la triste
perspective de voir les mêmes crimes se reproduire et attirer
les mêmes peines dans les mêmes proportions. Si l'expérience
prouve que non-seulement les meurtres commis à la suite
de rixes qui naissent sans motifs et dans les circonstances en
apparence les plus fortuites, sont annuellement à-peu-près
en même nombre, mais encore que les instrumens qui servent
à les commettre sont employés dans les mêmes proportions,
que dire alors des crimes que prépare la réflexion? Ce t
exemple de périodicité est un des faits les plus curieux que
nous apprennent les statistiques des tribunaux, et c'est ce
qui a fait dire à M. Quetelet : « Il est un tribut que l'homme
acquitte avec plus de régularité que celui qu'il doit à la nature ou au trésor de l'état, c'est celui qu'il paie au crime.»
Triste condition de l'espèce humaine, nous pouvons énumérer d'avance combien d'individus souilleront leurs mains
du sang de leurs semblables, combien seront faussaires,
combien empoisonneurs, à peu près comme on peut pré-
dire le nombre des naissances et des décès.

Les actions mêmes des simples individus ont leur nécessité comme les grands événemens; d'une organisation sociale donnée, dérive, comme conséquence nécessaire, un
certain nombre de vertus et de crimes. Cette nécessité se
trouve dans le bien comme dans le mal, dans la naissance
des chefs-d'œuvre et des belles actions qui honorent un
pays comme dans l'apparition des fléaux qui le désolent.

Mais gardons-nous de conclure que l'homme ne puisse
rien pour son amélioration; je crois qu'il possède une force
morale capable de modifier les lois qui le concernent. C'est
cette force qui le distingue des animaux et lui assure l'empire sur tous les êtres de l'univers.

L'analogie porterait à croire que dans l'état social on dût
s'attendre à retrouver les principes de conservation observés dans les phénomènes naturels. Les lois qui se rappor-
tent à la manière d'être du corps social doivent changer
avec la nature des causes qui leur donnent naissance. Ainsi
les progrès de la civilisation ont nécessairement fait changer
les lois relatives à la mortalité, comme ils doivent influer
aussi sur le physique et le moral de l'homme. Les tables
que l'on a construites sur l'intensité du penchant au crime
aux différens âges, quoiqu'ayant présenté, depuis plusieurs
années, à peu près identiquement les mêmes résultats pour
la France, peuvent se modifier graduellement ; c'est vers
cette modification que les amis de l'humanité dirigent leur
attention.

Mais cette force n'agit que de la manière la plus lente.
Telles qu'elles ont agi pendant une série d'années, telles
ces lois agiront encore long-temps avant qu'on ne parvienne
à les modifier.

On sent toute la difficulté en considérant le temps immense
qu'il faut à une grande vérité jetée en avant pour qu'elle
se répande, qu'elle descende dans les masses et produise
ses fruits (1).

_____

(1) Les causes qui influent sur la production des crimes sont si di-

Si déjà les arts ont pu caractériser les diverses époques , en rappelant les traits des physionomies qui semblent y appar tenir, combien ne devons-nous pas attacher de prix à déterminer si ses traits sont susceptibles d'appréciation. Quelques hommes de génie ont été très-loin dans ces sortes de recherches et leurs idées d'abord repoussées ont été jugées plus favorablement ensuite , quand l'expérience est venue les appuyer. De même que Lavater n'a pas craint d'analyser les passions de l'homme à l'inspection seule de la physionomie, Gall a établi qu'on pouvait arriver à des résultats semblables par l'inspection du crâne. C'est qu'il existe un rapport entre le physique et le moral de l'homme , et que les passions laissent des traces sensibles dans les instrumens qu'elles mettent continuellement en action.

Les artistes du reste ont accepté avec plus d'empressement

---

verses, qu'il devient presque impossible d'assigner à chacune son degré d'importance. Une erreur commune c'est de s'attendre à trouver moins de crimes dans un pays , parce qu'on y envoie plus d'enfans aux écoles ou qu'un plus grand nombre d'artisans savent lire et écrire. Ce serait plutôt de l'instruction morale qu'il faudrait tenir compte, autrement l'instruction qu'on reçoit aux écoles n'offrirait souvent qu'un moyen de plus pour commettre le crime.

Assez généralement aussi l'on regarde la pauvreté comme menant au crime. Cependant le département de la Creuse, l'un des plus pauvres de la France , est celui qui présente le plus de moralité. De même dans les Pays-Bas, le Luxembourg est la province à la fois la plus morale et la plus pauvre. Il convient de s'entendre sur ce mot. Ce sont les alternatives brusques de l'aisance et de la misère dans les pays manufacturiers, à la moindre commotion politique , à la moindre obstruction dans les débouchés , ce sont ces alternatives brusques qui donnent naissance au crime, quand surtout ceux qui souffrent , sont continuellement irrités par l'aspect d'un luxe qui les tente, d'une inégalité de fortune qui les désespère.

Si parmi les départemens les plus pauvres de la France et en même temps les moins instruits , plusieurs, tels que la Creuse, l'Indre, le Cher, la Haute-Vienne, l'Allier sont en même temps les plus moraux, tandis que le contraire a lieu pour la plupart des départemens bien pourvus de richesses et d'instruction , ces singularités apparentes s'expliquent, je crois, par ces observations. La moralité est mieux en rapport avec l'état de l'instruction dans le ci-devant royaume des Pays-Bas; ce qui ferait croire que la direction de l'enseignement est meilleure.

peut-être que les savans les recherches de Gall et de Lavater. Ils avaient déjà pu vérifier l'exactitude de ces doc-
trines par les monumens que leur ont légués la peinture et
l'art statuaire.

En résumé, dépouiller l'homme de son individualité,
éliminer tout ce qui n'est qu'accidentel, ainsi doivent s'é-
tudier les lois qui concernent l'espèce humaine ; en les examinant séparément on n'en saisirait que des particularités.

FIN DE LA PREMIÈRE PARTIE.

DEUXIÈME PARTIE.

INFLUENCE

DE L'ORGANISATION

CHEZ L'HOMME CONSIDÉRÉ INDIVIDUELLEMENT

ET DANS SES RAPPORTS AVEC LA SOCIÉTÉ;

Par M. le docteur DENYS.

Extrait du tome IV des Mémoires de la Société royale des sciences, belles-lettres et arts d'Orléans.

MESSIEURS,

Je vous présente ce mémoire comme l'introduction à un ouvrage de physiologie médicale. Il me semble utile d'en faire l'observation, pour n'être point accusé d'avoir donné trop peu de développemens à l'appui des principes énoncés dans cette introduction; car on conçoit sans peine qu'en traitant un sujet de ce genre, où il y a tant de questions contestables pour quiconque n'a pas étudié à fond la matière, j'ai dû ne m'appesantir dans la partie des preuves que sur ce qu'il y a de nouveau et de véritablement fondamental, renvoyant pour le reste aux traités ex-professo qui embrassent philosophiquement le sujet.

Et d'abord, comme il importe avant tout, suivant l'esprit du mémoire, d'exposer la doctrine physiologique et ses applications, cet extrait a été tiré presque en entier de la deuxième partie de l'ouvrage, qui en traite spécialement.

Quant à la première partie, celle qui comprend les généralités, comme il s'agissait de rendre l'extrait aussi succinct et à la fois aussi complet que possible, en voici l'exposé sommaire:

Je suis entré dans des considérations préliminaires sur la nécessité pour l'homme d'interroger l'organisme, s'il veut en connaître les lois, comme il a interrogé les astres pour apprendre l'admirable mécanisme de leur cours. Car, avant la doctrine intellectuelle, la vie de l'homme n'avait pas été réduite à son résumé le plus rigoureux ; on n'avait pas vu, au milieu d'une innombrable quantité de faits qui constituent la vie humaine, un petit nombre de lois qui en sont l'expression.

Après ces préliminaires, et avant de passer en revue la doctrine physiologique qui la première a démontré que le cerveau est l'unique instrument des facultés intellectuelles et morales, nous avons cherché à pénétrer la force motrice de cet instrument, persuadé qu'avant d'expliquer les différens mouvemens des rouages d'une montre il fallait en avoir apprécié d'abord le mouvement primitif et générateur.

En voyant partout l'électricité, le principe constant d'unité souveraine et universelle, nous nous sommes demandé si l'électricité serait ce principe d'harmonie organisatrice, ou si plutôt ce modèle primordial ne serait pas un rayon de la divinité elle-même, créatrice de ce qui est.

Pour répondre à la première question, nous avons interrogé le cerveau anatomiquement et physiologiquement, et d'une part l'anatomie nous a bien dévoilé une analogie incontestable entre la structure de ces organes et la disposition des plaques de la pile voltaïque ; la substance blanche, la substance grise et le liquide qui les baigne correspondent exactement au pole-zinc, au pole-cuivre et à l'eau acidulée qui les sépare.

D'autre part la physiologie, en mettant en avant l'exemple des poissons électriques, nous a montré la force nerveuse incalculable dans ses effets, mobile, inconstante, variable à l'excès dans son intensité, enfin se comportant à la manière d'un fluide qui, s'il coule abondamment dans un de ses canaux , diminue proportionnément dans les autres.

En sorte que nous avons vu dans l'acte cérébral non-seulement une volonté intellectuelle, mais aussi une irritation mécanique ou chimique ; et sur ce dernier point l'électricité, ou du moins une force analogue que nous nous sommes chargé de prouver expérimentalement, nous a complétement satisfait.

Mais autant l'admission d'un fluide nous a paru bien expliquer l'irritation mécanique ou chimique du cerveau, autant elle nous a paru insuffisante , impropre à l'explication de la volonté intellectuelle. Notre raison s'est refusée à croire que le mouvement le plus harmonique, le mieux réglé , puisse imprimer la faculté de sentir , celle de penser, à la pulpe nerveuse; et nous avons conclu que toute cause, produit matériel de l'organisme , fût-elle électrique, etc. , ne sera jamais qu'une cause de vie secondaire , et que le principe animateur échappant à toute investigation , la seconde question posée se trouve d'elle-même et affirmativement résolue.

C'est ainsi que nous avons terminé le chapitre intitulé *de la sensibilité nerveuse*, pour passer du domaine de l'organisation à son influence générale.

Persuadé que pour arriver à des principes qui frappent par leur évidence, et servent invariablement de base aux actions, il faut, par une marche sévère comme la science elle-même , suivre l'enchaînement admirable des causes et des effets qui tombent sous nos sens, il faut tenir compte des puissances inhérentes à l'organisme, nous avons dit en étudiant ces puissances :

Qu'on a été forcé d'admettre la plus exacte conformité entre les attributs organiques et les affections morales , entre l'action de la sensibilité et les formes de la pensée , sans prétendre néanmoins que la constitution intellectuelle soit en tout une simple modalité de la substance organisée ; faisant ainsi la part de l'organisation et des influences extérieures; et nous avons prouvé que tous les êtres sont pourvus de rapports merveilleux avec leur destination naturelle.

Nos preuves sont de deux ordres: preuves tirées du règne animal, ou de l'histoire des animaux;

Preuves tirées de l'histoire des hommes.

Cette excursion dans le champ de l'anatomie et de la physiologie comparées nous a permis de voir des aptitudes différentes dans chaque animal, et toujours un système nerveux correspondant à chaque différence; et par analogie chez l'homme, et par des preuves tirées de sa propre histoire, aussi des aptitudes différentes, et le système nerveux correspondant également à ces différences.

De ces observations il est résulté 1º l'innéité des instincts et des facultés; 2º que l'instinct et l'entendement étant communs à l'homme et à la brute, ne peuvent être attribués à l'un ou à l'autre exclusivement, ni comme caractère distinctif; ce qui nous permet de montrer comment l'étude de l'organisation renverse la théorie philosophique qui attribue faussement à l'animal l'instinct, à l'homme l'intelligence, quand il y a chez l'un et chez l'autre plusieurs espèces d'instincts; quand d'ailleurs l'homme est instinctif à sa naissance et ne devient intellectuel qu'avec le développement progressif de son cerveau.

En procédant toujours par analogie, et remontant de l'animal à l'homme, du degré inférieur de l'échelle au degré supérieur, on ne pouvait douter que les divers penchans de l'homme ne fussent innés comme les diverses aptitudes des animaux. Il fallut bien admettre des instincts de propagation, de géniture, de sociabilité, de courage, de ruse, de conservation, de propriété; sans cela l'homme n'était pas sociable et ne pouvait se conserver.

Mais quand on vint à proposer un sens de la destruction, ce fut presque un concert de malédictions contre le philosophe qui avait osé admettre une pareille faculté.

Par des preuves tirées du système de l'univers, nous

avons fait voir pourtant qu'elle doit être admise, soit qu'on la regarde comme le résultat tantôt de l'instinct d'alimentation, tantôt de l'instinct d'activité physique;

Que partout le mal a été placé près du bien, que le genre humain porte l'empreinte du mal originel, que, sans possibilité de faire le mal, il n'y aurait ni vertu, ni récompense, ni punition.

Nous avons donc reconnu des lois inexplicables dans les phénomènes du monde considérés généralement, eh bien ! quand nous sommes venus à comparer les phénomènes moraux aux phénomènes physiques, nous avons vu que les phénomènes moraux, si l'on observe les masses, paraissent rentrer dans l'ordre des phénomènes physiques; que l'homme paie tous les ans à la nature un tribut régulier de naissances et de décès, et qu'on passe d'une année à l'autre avec la triste perspective de voir les mêmes crimes se reproduire et attirer les mêmes peines dans les mêmes proportions.

Triste périodicité, condition misérable de l'espèce humaine, désormais établie par les statistiques des tribunaux et d'une manière incontestable, tant que les observations porteront sur les masses !

Ce qui ne veut pas dire que l'homme ne puisse rien pour son amélioration. Il possède au contraire une force morale capable de modifier les lois qui le concernent; mais cette force n'agit que de la manière la plus lente; et cette observation décourageante au premier abord ne nous présente au fond que l'extension d'une loi bien connue : c'est qu'on doit attendre le retour des mêmes effets tant que les mêmes causes persistent.

Ainsi, voyez, Messieurs, de l'ordre constant dans les phénomènes physiques, nous sommes arrivés à l'ordre constant dans les phénomènes moraux, et ces deux ordres nous ont conduits à la nécessité de modifier l'état de nos lumières et de nos habitudes.

C'est par ce moyen de transition que nous passons à

l'étude de l'organisation , à la doctrine intellectuelle et morale appliquée à la connaissance et à l'éducation de l'homme comme puissant modificateur.

En dernière analyse , l'ouvrage , dont je ne présente ici qu'un extrait sommaire , se divise en deux parties comprenant chacune plusieurs articles sous trois chefs principaux.

Dans la première partie , après des généralités sur le système nerveux, on établit :

1º Par des preuves anatomiques et physiques, l'analogie de l'agent nerveux et de l'agent électrique ;

2º Par des preuves physiologiques, l'innéité des facultés intellectuelles et affectives, c'est-à-dire que l'encéphale est le point d'origine et le foyer central de ces facultés ;

3º Par des preuves tirées de l'ordre moral, que les actions de l'homme sont soumises à des lois ; et ces preuves servent de transition à la deuxième partie, qui comprend :

1º La réalité et l'utilité de la doctrine physiologique du cerveau.

2º L'examen sommaire de cette doctrine.

3º L'étude raisonnée de quelques-unes de ses applications.

DEUXIÈME PARTIE.

Examen de la doctrine du cerveau , dite intellectuelle et morale.

Alors qu'apparaissent sur la scène du monde savant un fait étrange , une idée nouvelle, aussitôt on voit les partis se dessiner, se diviser en camps rivaux, et chacun argumenter, commenter le phénomène dans le sens de ses habitudes, de ses préjugés, et se débattre dans le cercle de ses aptitudes morales.

Un homme est apparu qui osa dire : Vous pensez, parce que vous avez un organe qui sécrète la pensée , et chez vous l'intelligence est en rapport avec le développement de l'organe pensant, de même que la force de votre pouls est en proportion de l'énergie de votre cœur; et voilà que des esprits méticuleux se sont effarouchés.

Que la doctrine phrénologique ne prétende à rien moins qu'à renouveler la face de la science, de la société; qu'elle se pose comme une sorte de révélation en fait d'entendement humain, nous verrons dans ces prétentions une exagération fruit d'un fâcheux enthousiasme, et nous croirons dire avec justice qu'une science dans son enfance a plus à craindre du zèle aveugle de ses sectateurs que de tous les sarcasmes de ses adversaires. Oui, s'il arrivait à cette doctrine de méconnaître la loi du progrès, conséquemment la loi du travail à laquelle elle est soumise comme tout produit de l'intelligence humaine, c'en serait fait d'elle, elle n'aurait plus d'avenir.

Mais si cette science ne rend pas tout ce qu'on voudrait en obtenir, toujours peut-elle être utile à propager la vérité. Après un mûr examen, elle m'a paru d'autant plus vraie qu'elle a été plus généralement et plus anciennement reconnue.

Des siècles se sont écoulés dans la discussion des systèmes, des méthodes philosophiques; qu'on revienne sur les questions de cette nature toutes les fois que de nouvelles séries d'observations pourront en faire espérer des solutions plus satisfaisantes.

Mais il ne faut pas se le dissimuler, les opinions philosophiques considérées *isolément* sont en général bien loin d'avoir l'importance sociale qu'on leur attribue dans l'arène où elles se débattent; ni l'éducation ni l'appréciation des fautes ne sont l'expression nécessaire de la philosophie; le temps, la raison générale civilisent l'homme et le rendent meilleur; la philosophie constate ce progrès; et il faut bien aussi le dire, si l'organologie moderne a toute raison de se prévaloir des progrès réels que la théorie de l'homme moral doit à ses travaux, elle aurait tort de s'attribuer la même

valeur sous le rapport pratique, et de croire que la société
attendait ses formules pour entrer dans une voie nouvelle.
A cet égard, le sens commun est plus avancé que la science,
la société que la philosophie. La société et le genre humain
ont donné des préceptes d'éducation et d'action; ils ont créé
des lois, des institutions, par besoin, par instinct, par sentiment; c'est là un point de vue incontestable; qu'est-ce
donc que Reid et Gall sont venus faire dans l'intérêt de la
société ?

Ils sont venus lui expliquer ce qu'elle faisait, sans beaucoup le savoir, depuis des milliers d'années. C'est le jugement porté par le docteur Lamarck.

Loin de nous toutefois la pensée qu'une bonne psychologie soit inutile pour établir une bonne organologie. Gall
n'a jamais autorisé un pareil dédain. Dans le fort de ses travaux, il avait regretté de trouver la psychologie dans un
état aussi imparfait; mais il en avait senti l'importance, en
disant qu'on ne peut deviner les fonctions des parties du
système nerveux d'après leur structure.

L'organologie d'ailleurs se compose de deux parties distinctes : 1° elle recherche au moyen de l'observation morale les facultés constitutives de l'espèce humaine; 2° elle
essaie par l'observation physique de rapporter chaque faculté à une partie du cerveau qui en devient le siége et
l'organe; elle comprend donc à la fois une psychologie pour
ainsi dire et une organologie, vaste compréhension que le
terme de phrénologie introduit par Spurzheim et le nom de
physiologie du cerveau donné par Gall n'expriment pas
convenablement, et qu'on désignerait mieux sous le nom
de physiologie philosophique, car elle s'occupe des plus
hautes questions qui puissent intéresser le physiologiste et le
philosophe.

Aussi faut-il entendre par phrénologie, non pas seulement la science de l'entendement humain, ce qui serait
plus conforme à l'étymologie, mais la connaissance traduite

à l'extérieur, des penchans, des affections et des facultés intellectuelles.

Mais si nous admettons que la psychologie puisse venir au secours de la phrénologie, nous sommes bien loin de lui accorder toute l'importance que les philosophes réclament; quelque valeur que nous accordions à l'observation morale de soi-même, confirmée par l'observation des autres, si les facultés supérieures ont besoin pour entrer en jeu de l'exercice préalable des sens, et si le développement intellectuel et moral de l'homme dépend de certaines conditions cérébrales, l'action du cerveau doit être d'abord et surtout prise en considération.

Peut-on reconnaître pendant la vie le rapport de développement qui existe entre l'organe et sa fonction? A cette question on doit répondre qu'en principe général, partout les parties protégées par des enveloppes plus ou moins solides commandent le développement de ces enveloppes, et c'est un phénomène curieux que la modification que les parties les plus dures subissent souvent dans leur nutrition, la manière dont elles s'agrandissent ou se rétrécissent en peu de temps, suivant que les organes qu'elles recouvrent augmentent eux-mêmes ou diminuent de volume.

Voyez, par exemple, comme les côtes s'affaissent après l'atrophie du poumon, voyez comme un cerveau peu développé entraîne généralement un petit crâne, et comment, si l'un des côtés du cerveau est resté moins volumineux que l'autre, ou l'est devenu, cette inégalité de volume se marque également dans la disposition des parois du crâne.

De ces faits incontestables à ceux qui ont été exposés par Gall la transition est toute naturelle. La diminution du volume du cerveau n'a rien de surprenant, quand on voit chez le vieillard la nutrition languir, tous les organes se flétrir et s'étioler. Pourquoi donc le cerveau échapperait-il à ces phénomènes généraux de destruction? Ne vit-il pas de la vie commune?

On ne fait donc qu'accepter et poursuivre la conséquence des lois physiologiques connues depuis long-temps, lorsque, pour reconnaître le développement de certaines parties cérébrales, on examine le développement même des parois du crâne.

La sphère du cerveau détermine la sphère de l'intelligence.

Oui, il y a des vérités philosophiques qui semblent se démontrer à la pointe du scalpel ; une des plus positives, c'est qu'aux particularités de la configuration de l'encéphale, à ses variétés de forme, de volume ou de surface, correspondent les modifications infinies que présentent les êtres moraux et intellectuels. Quand la cause varie, les produits diffèrent également ; l'esprit est enfant dans le corps enfant et au même degré d'enfance ; la pensée est proportionnée aux différens états du cerveau. Plus ce rapport sera parfait, régulier, développé, plus les sensations seront nettes, les idées justes, le jugement exact. La corrélation organico-morale est ici palpable ; une grande masse cérébrale, la structure anguleuse du crâne, la capacité très-marquée de cette cavité indiquent l'étendue de la puissance mentale.

Je ne veux citer comme preuve à l'appui de cette opinion que l'immense cerveau de cet homme qui a employé sa vie à des travaux qui eussent consommé plusieurs existences de savans, ce géant de la science, qui semblait avoir assisté à la création du monde, avoir échappé au déluge en sauvant les débris des animaux qui y ont péri ; cet homme qui seul, et par la seule force de son génie, nous a révélé toute la puissance et l'étendue de l'intelligence humaine, de Cuvier enfin.

C'est ainsi qu'on peut tracer les limites de l'esprit. Rapprochez ces limites, l'esprit se rétrécit, l'homme descend ; agrandissez-les, l'âme se développe, l'homme s'élève.

Les physiologistes antérieurs à Gall avaient placé le siége de l'intelligence dans le cerveau, et celui des affections dans les viscères, prenant ainsi l'effet pour la cause, car les stimulations du cerveau retentissent sur l'appareil viscéral, qui à son tour réagit sur le cerveau, de manière quelquefois à l'entraîner dans la réaction. Mais le cerveau est toujours affecté le premier ; autrement, si les affections et les passions dépendaient des autres viscères, elles seraient, pour le nombre, l'étendue et la force, en rapport direct avec l'étendue et la santé de ces derniers. Cependant, voyez les herbivores aux quatre estomacs, au foie volumineux, au cœur, aux poumons énormes ; toute leur vie consiste à brouter l'herbe. Ils ont les nerfs sympathiques très-développés, ce qui prouve que ces nerfs président spécialement aux fonctions nutritives.

Voyez encore les idiots, les pauvres d'esprit, qui vivent plus tranquillement sous l'empire de l'estomac que sous celui du cerveau ; tous ont des viscères énormes, et cependant, chez eux, point de ces secousses morales qui ébranlent toute la machine des êtres à cerveau sensible.

Voyez enfin comme les manifestations affectives sont accompagnées ou suivies d'effets simultanés, généraux, variés, et dites si vous ne ferez pas découler ces phénomènes d'une même source. Autrement, en suivant toujours notre hypothèse, il faudra les faire dépendre de l'économie entière, car souvent toute l'économie est atteinte ; ainsi, dans la frayeur, on observe du côté du cerveau un trouble extrême ; du côté du cœur, des palpitations ; les jambes fléchissent, un ictère survient, etc...., ou bien les effets varieront suivant les individus. Où donc placer le siége de la peur ?

De pareilles opinions ne sont certes pas admissibles.

Il n'est pas moins déraisonnable d'attribuer aux différens tempéramens des facultés, des affections déterminées ;

aux hommes sanguins par exemple, une conception facile, la bonté, la légèreté; aux bilieux, les passions violentes, le courage et la circonspection.

Nous demandons quelles dispositions intellectuelles ou morales manifeste un idiot sous l'influence du tempérament sanguin ou nerveux ou lymphatique ou bilieux? Ce n'est pas révoquer en doute l'influence du tempérament et de la santé sur les manifestations des facultés affectives et intellectuelles (nous avons dit d'une part que les impressions passent aux viscères avec une rapidité surprenante; d'autre part, nous convenons que la sensibilité morbide de ceux-ci, dans certaines affections de l'âme, influence le cerveau); mais c'est en appeler à l'expérience qui montre des génies et des esprits étroits parmi les hommes sanguins, bilieux et nerveux, parmi ceux d'une haute ou d'une petite stature, ce qui ne permet plus de regarder le tempérament comme cause unique des qualités positives, mais seulement comme modificateur de l'énergie des facultés.

On peut se plaindre que les phrénologistes n'aient pas encore donné assez d'attention au plaisir et à la douleur physiques, qui modifient prodigieusement l'action du cerveau. La maladie de certains viscères porte aux passions tristes.

Gall n'a pas assez pris en considération la nature particulière du système nerveux et de l'organisme entier, qui peut seule nous donner la différence caractéristique qui existe entre l'homme et la femme dans la manière de sentir propre à l'un et à l'autre.

Il n'a pas non plus tenu compte assez exact de l'activité nerveuse, de cette puissance modificatrice si essentielle à considérer, quand il s'agit de mesurer la portée de nos facultés, de cette force indépendante des autres forces et qui ne s'évalue ni par l'expression des gestes ni par la rapidité des mouvemens musculaires, attendu que nous avons des hommes froids et mous qui sont doués d'une énergie extraordinaire.

Je sais bien que la méfiance et la mauvaise foi ne verront
là qu'un subterfuge accommodé à l'exigence de certains cas
exceptionnels et difficiles à expliquer , et l'on se refusera à
admettre l'influence de l'activité et de la lenteur organiques
sur l'action du cerveau , encore bien que le moindre examen suffise pour en démontrer les signes simultanés dans
la texture des corps et dans les fonctions. Mais en définitive
le point décisif dans la question sera toujours le développement de l'organe , car sans organe pas de faculté, quelle
que soit l'activité même. Accroître ou diminuer , voilà tout
le pouvoir de la vivacité ou de la lenteur sur l'action cérébrale.

Ainsi nous avons deux moyens de constater la puissance
morale : c'est d'abord le développement de l'encéphale ,
puis le degré d'activité nerveuse (1).

Ce n'est pas sans appréhension que le philosophe voit
comme diviser et dissiper l'âme entre les sinuosités du cerveau , et que le vulgaire lui-même entend dire que les sentimens les plus généreux , que les conceptions les plus
élevées tiennent à un certain volume, à une certaine activité d'une pulpe molle renfermée dans le crâne. Cependant
on a toujours reconnu d'intimes rapports entre le développement des facultés de l'âme et l'état soit accidentel soit
originel du corps. Voyez la théorie cartésienne ; c'est presque de la phrénologie.

Ajouterai-je, relativement à la division de l'encéphale, que
Gall lui même a reconnu qu'on peut en trouver le germe
dans les ouvrages de philosophes et de médecins fort anté-
térieurs à son époque (2)?

(1) Je passe sous silence l'étendue et la multiplication comparative
des surfaces du cerveau au moyen de ses anfractuosités, disposition
qui établit de nouveaux rapports entre l'appareil nerveux et les appareils
électro-moteurs des physiciens. Il est remarquable que ces anfractuosités ne présentent aucune profondeur chez les animaux, et bien peu
chez les idiots.

(2) En effet, on trouve chez les anciens des traces de cette doctrine ;
ils ont saisi le rapport qui existe entre la dépression du front et l'idio-

. Gardons-nous donc de lancer contre l'organologie le re
proche de matérialisme, puisqu'une sorte de phrénologie a été
professée par le spiritualiste le plus ferme et le plus décidé
des temps modernes. Tel a été en effet de tout temps le
sort des idées nouvelles en tout genre; leurs détracteurs, à défaut d'argumens capables de les renverser, ont presque toujours trouvé plus facile de les rendre suspectes en traitant
les auteurs de matérialistes et de fatalistes ; ainsi les découvertes de Galilée, de Harvey leur attirèrent des persécutions;
ainsi Linné, Buffon, Locke ont encouru le même reproche.

Quant au fondateur de la céphaloscopie, on peut dire
que jamais homme n'a été cité devant un tribunal plus in-
compétent et par cela même n'a été plus mal jugé. Vanté
sans mesure par les uns, adopté sans examen avec ses erreurs, censuré amèrement par les autres, immolé, rejeté
sans discussion, calomnié dans ses intentions, cet auteur
célèbre doit être enfin mieux apprécié aujourd'hui.

Par exemple Gall et Spurzheim n'ont cessé de répéter
que la fureur de destruction ne s'observe que chez les êtres
disgraciés et placés au milieu des circonstances les plus propres à étouffer chez eux les sentimens moraux; tout alors les
pousse au crime, l'amour, l'ambition, la vengeance; sans
férocité naturelle, par l'excitation des penchans inférieurs,
ils sont exposés à verser le sang de leurs semblables.

Voilà aussi comment il se fait que le vol en général ne se
commet point par le fait de l'exigence de l'acquisivité,
pour le plaisir et le besoin du vol même, le vol n'étant
pour une foule de gens sans aveu qu'un moyen de se livrer
aux habitudes vicieuses. Je le demande, si un homme
placé entre la faim et la misère vient à succomber, devra-
t-il être naturellement cupide et porter nécessairement le

---

tisme. Mais qu'il y a loin de cette connaissance à l'analyse profonde que
Gall a faite de l'entendement humain! Les différentes fonctions de l'encéphale n'étaient pas connues, et voilà sans doute pourquoi tant de
systèmes dénués de fondement se sont écroulés comme des édifices fra-
giles sous les mains mêmes de leurs architectes.

signe de la cupidité? est-il besoin de ce signe, quand les instincts de conservation, surexcités, parlent plus haut que les sentimens de la justice et de la bienveillance, plus haut que la morale et les lois?

Voilà ce que nos adversaires affectent d'ignorer pour tirer de misérables objections.

Heureusement la raison ne connaît pas de vérités utiles ni de vérités dangereuses. Objectera-t-on qu'on peut abuser de ces principes? De quoi l'homme n'abuse-t-il pas par ignorance ou mauvaise foi?

La phrénologie, dans sa partie organologique, laisse intacte la distinction de l'âme et du corps et l'immortalité du principe spirituel, croyance signalée dans l'une des formes de l'*espérance*. Et d'ailleurs, quand même les phrénologistes ne feraient pas toutes ces concessions, la coïncidence d'un organe prédominant avec une faculté prédominante ne pourrait les autoriser à identifier la faculté avec l'organe, pas plus que les dispositions innées n'établissent l'irrésistibilité des actes, car les muscles de la jambe servent à la marche sans en entraîner la nécessité; il faut que la volonté vienne encore agir sur les appareils musculaires.

Le système de Gall semble neuf à raison du point de vue où s'est mis l'auteur et où la philosophie alors régnante en France lui donnait le droit de se placer. (Il est d'ailleurs facile de se convaincre que dans les recherches les plus nouvelles en apparence il n'y a souvent d'autre nouveauté que celle de la forme et de l'à-propos.)

Si les écoles et les livres continuaient à émettre leurs fausses théories de pur esprit et de liberté illimitée, le sensualisme alors en vigueur tendait au contraire à restreindre les facultés de l'esprit humain et la liberté morale. Gall se plaça entre les deux extrêmes et combattit surtout la doctrine qui faisait tout dériver des sens.

Puisqu'on trouve des traces de cette doctrine dont Gall est pourtant avec raison considéré comme l'inventeur, qu'a

5

donc fait ce philosophe de plus que les autres et spécialement que les moralistes écossais ?

Il a trouvé les esprits préparés et s'est montré avec des
formes arrêtées, affirmatives, nécessaires au triomphe de la
vérité et qui manquaient à la philosophie écossaise. Il a donné aux facultés morales sur les facultés intellectuelles des
écoles une importance presque exclusive et les a fait descendre des hauteurs de la science dans le champ de la pratique et de la vie usuelle. Voilà pourquoi le monde s'est in-
téressé à la doctrine de Gall, tandis qu'il n'avait pas pris
garde à celle de Reid. Il a vu dans la première de la physiologie, dans la seconde de la philosophie, et son choix a été
bientôt fait. Il ne faut pas, ce me semble, chercher ailleurs
les causes des destinées différentes des deux systèmes. Tel
est le langage d'un moderne appréciateur de la physiologie
philosophique.

En résumé la doctrine du cerveau, la phrénologie, c'est
le besoin de prouver comment l'on est arrivé à expliquer
les faits psychologiques par l'anatomie et la physiologie de
l'encéphale. C'est une doctrine de l'homme moral, qui non-
seulement pense avoir déterminé les attributions particulières et presque le nombre des divisions de l'intelligence
(ce qui constitue la partie psychologique de cette science),
mais qui s'imagine encore pouvoir assigner à chacune
d'elles dans le cerveau un organe spécial (c'est ce que tend
à prouver la partie organologique ou expérimentale). Elle
regarde comme la source de nos goûts et les premiers mo-
biles de nos déterminations les penchans et aptitudes qui
reçoivent leurs matériaux des sens et les mettent en œuvre
au moyen des facultés que la philosophie des écoles réunit
sous le titre commun d'entendement.

*Mettons en regard d'un côté plusieurs applications heu-
reuses de la doctrine de Gall, signalons de l'autre quelques erreurs et omissions.*

On avait toujours considéré et étudié isolément les différentes parties qui constituent la science de l'homme, au

lieu d'apprécier leurs rapports mutuels et de dicter des lois
d'après cette appréciation ; on avait négligé l'étude de l'organisation et du système nerveux, parce qu'on n'avait pu
en calculer l'immensité des résultats ni l'utilité des conséquences.

Gall prouva que la connaissance de l'homme dans ses
vérités organiques, appliquée à leurs effets dans les diverses
actions de la vie, est une seule et même science en morale
et en législation, et que l'étude approfondie du système
nerveux est une source féconde de perfectionnemens.

Avant que les flambeaux de l'anatomie et de la physiologie n'eussent été allumés, les philosophes français demeu-
raient retranchés dans le cercle des idées anciennes, et continuaient à n'admettre dans les facultés intellectuelles que
deux divisions, l'entendement et la volonté, beaucoup trop
insuffisantes pour expliquer tous les actes de l'intelligence.

Les physiologistes sont arrivés à distinguer des besoins,
des instincts, des sentimens, des facultés intellectuelles,
phénomènes dont le mouvement est la conséquence commune.

On disait dans le langage des philosophes : l'instinct
conduit les animaux, et l'intelligence est le partage de
l'homme.

L'organologie montra que dans cette hypothèse il faudrait que l'instinct fût une force universelle, et alors chaque animal devrait faire la même chose que tous les autres,
ce qui n'est pas, car le castor construit une cabane, mais
ne chante ni ne va à la chasse. Le chien va à la chasse, mais
il ne bâtit pas ; la pie-grièche chante, bâtit et va à la chasse.
Comment d'ailleurs une même cause, une force fondamen-
tale unique et générale produirait-elle tant d'instincts différens? comment ne les cumulerait-elle pas tous dans chaque
animal, et quel hasard ferait constamment éclore les mêmes instincts et taire les autres dans chaque espèce ? Et il
fut évident d'abord qu'il y a autant d'instincts différens
qu'il y a de forces fondamentales particulières, que l'in-

stinct ne saurait être alors l'apanage exclusif des animaux ;
il fut également démontré que l'entendement n'est pas l'a-
panage exclusif de l'homme, celui-ci étant instinctif d'abord
et plus tard seulement intellectuel.

On voulait que les animaux obéissent toujours à un instinct aveugle. L'organologie a démontré la nécessité pour
nous de reconnaître en pratique, pour expliquer notre exigence à leur égard dans tout ce qui est relatif à leur éducation, qu'ils ont la conscience de leurs actions, une intelligence confinée dans le cercle originairement tracé autour
d'eux par la nature, et qu'ils sont susceptibles d'acquérir
par l'éducation domestique un certain degré de perfectibilité.

C'est encore l'organologie qui a montré à la psychologie
que la numération, faculté si prodigieuse dans ses résultats,
peut se rencontrer à un très-haut degré avec la plus faible
intelligence; d'ailleurs c'est elle qui, par la pluralité des
organes, a donné une explication complète des rêves.

Tous les faits qui concernent la mimique générale des
organes doivent encore être rangés au nombre de ceux que
les psychologistes n'auraient jamais devinés; c'est Gall qui
les a expliqués; mais ce philosophe n'a point vu que les
fibres nerveuses motrices qui se rendent aux muscles sont
partout dans le cerveau en rapport avec les organes de nos
facultés, d'où il résulte que chaque faculté a son action
directe sur le muscle ; que la mimique a lieu dès l'enfance
avec l'intégrité du cerveau, et qu'elle change avec l'état
morbide de cet organe (1).

_____

(1) D'où il résulte encore que la masse du cerveau n'est pas seulement
pour l'instinct et l'intelligence, mais aussi pour les masses musculaires.
Les pédoncules viennent des parties latérales, parce que là sont des
fibres pour les instincts, les sentimens et les facultés intellectuelles ;
car chaque organe de l'instinct a des fibres musculaires en rapport avec
lui. Quel argument pourrait-on opposer à ceux de Broussais ? quel médecin doute que les gros faisceaux des pédoncules ne soient musculaires?
n'est-ce pas dans les corps striés, dans les couches optiques que l'on
trouve les épanchemens apoplectiques ? Et si les circonvolutions corres-

Enfin l'honneur du docteur Gall, de l'aveu de tous les philosophes, est d'avoir fait remarquer un certain nombre de facultés primitives de la nature humaine auxquelles on n'avait pas prêté avant lui une suffisante attention ; de ce nombre sont 1° l'instinct de la ruse et l'amour de la propriété ; 2° d'avoir donné une nouvelle démonstration de certains principes, tels que les diverses espèces de mémoires, l'amour des enfans, l'attachement général et individuel, l'estime de soi, l'amour de l'approbation, le sentiment du ridicule, un des caractères les plus remarquables de la constitution humaine et l'un de ceux qui la distinguent des bêtes, puis une foule de facultés qu'il serait trop long d'énumérer ; 3° enfin d'avoir posé deux excellentes règles pour la détermination des facultés : la première qui prescrit d'examiner quels sont les phénomènes indépendans les uns des autres, la seconde qui recommande de saisir la faculté à l'état moyen dans le commun des hommes.

Spurzheim, dont la principale gloire est d'avoir été associé aux travaux de son maître, a poussé plus loin dans quelques parties l'analyse psychologique ; il a rectifié la nomenclature et semé ses écrits d'une multitude d'observations pleines de justesse, par exemple : « Il n'y a pas de faculté négative ; le défaut de courage n'est pas la peur, le défaut d'amour la haine, le défaut de respect n'est pas le mépris. La peur, la haine, le mépris, tiennent à des facultés positives et sont dictés par des objets spéciaux, comme le courage, l'amour et la vénération, etc., etc. La perception de la résistance est due à une autre faculté que le toucher.

---

pondantes aux facultés intellectuelles ne sont pas compromises, l'intelligence ne souffre pas.

Cette observation s'adresse à ceux de nos adversaires qui, présentant un cerveau de bœuf, de mouton et de chien, demandent quel est celui qui conduit l'autre. On croirait que c'est le bœuf ; pas du tout, c'est le chien.

Comme le bœuf a plus de muscles que le chien, il doit avoir plus de masse cérébrale. Il suffit au chien d'avoir sur le bœuf une prédominance d'intelligence pour le conduire.

Les langues expriment dans leur contexture la physionomie intellectuelle des peuples qui les parlent... etc. »

Telles sont les lumières que les phrénologistes, de l'aveu même des philosophes modernes, ont contribué pour leur part à répandre sur l'étude de l'esprit humain.

Descartes avait prédit que la philosophie ne sortirait du chaos des hypothèses et de l'obscurité qu'à la lueur du flambeau de la médecine, et il faut convenir que, pour arriver à ce résultat, il fallait à la médecine un homme d'une trempe toute particulière, et que peu d'autres que Gall eussent été capables de surmonter tant d'obstacles suscités par les préjugés, la mauvaise foi, les imputations malignes, et de trouver, comme ce philosophe, dans chaque difficulté un nouvel aiguillon, dans chaque obstacle un nouveau sujet de triomphe.

Mais après avoir fait ressortir la vérité et les avantages de cette doctrine, nous manquerions au devoir que notre impartialité nous prescrit si nous ne disions avec le même empressement que cette étude qui soulève aux yeux de l'homme une partie du voile sous lequel se dérobaient jusqu'ici les instincts, les aptitudes, les facultés diverses graduellement réparties dans la chaîne des êtres, n'a pas encore donné naissance à une doctrine complète. Les fondemens de l'édifice sont jetés, c'est au temps à achever ce que la vie et la fortune d'un seul homme livré à ses propres moyens n'ont pu faire.

Dans l'exposition de cette doctrine appliquée aux besoins de la société, nous avons dit que si déjà elle fournit de nouveaux moyens de perfectionner l'éducation, la morale, la psychologie, la législation, la société a marché et marché sans le secours de ses préceptes.

Nous n'avons pas l'intention de discuter ici tous les points litigieux du physiologisme ; assez d'autres ont épuisé la matière. Nous signalerons seulement quelques lacunes.

Si l'on a admis l'amour maternel ou paternel, les faits moraux qui prouvent l'amour filial comme principe parti-

culier ne sont-ils pas tout aussi nombreux, tout aussi caté-
goriques que ceux qui prouvent l'amour paternel?

L'observation pratique m'oblige encore de regarder l'effroi instinctif comme distinct de la ruse et de la prudence,
l'instinct de véracité comme distinct de la notion du juste
et de l'injuste. L'enfant dit la vérité bien avant de posséder
l'idée de justice et d'apercevoir le rapport de la justice à la
vérité. Si un penchant naturel ne le portait, dans le cas où le
déguisement est pour lui sans intérêt, à préférer la vérité,
il dirait aussi souvent le faux que le vrai.

L'observation morale me fait distinguer le désir de supériorité d'avec l'amour des louanges; celui qui aime la
louange manque d'indépendance, son bonheur est entre les
mains d'autrui; celui qui sent le désir de primer pourrait
se contenter de sa propre estime, il est ordinairement fier
et quelquefois orgueilleux. Si j'ai méconnu un fait moral,
la présence d'une circonvolution cérébrale ne m'en donnera
pas l'intelligence. Voilà le pouvoir de l'observation morale
pour opérer des réformes; il faut se tenir sur le terrain de la
psychologie; le fait organique n'a de valeur que s'il correspond à de légitimes considérations psychologiques, et c'est
ce qui nous a fait dire que l'organologie et la psychologie ne
peuvent marcher l'une sans l'autre, et qu'elles doivent se
prêter une mutuelle assistance.

Telles sont les légères omissions que nous avions à signa-
ler dans la science qui nous occupe. Maintenant, quand il est
déjà établi et qu'il sera bientôt patent que la partie psychologique de la phrénologie a puissamment contribué à rectifier les systèmes philosophiques, et qu'on doit en attendre
encore d'immenses résultats, viendra-t-on, avec ce sourire
de dédain qui caractérise l'incrédulité née de l'ignorance,
viendra-t-on se récrier sur la fausseté de la partie organologique dans certaines applications? Certes nous ne dissimu-
lons pas que l'observation, déjà si difficile quand il s'agit
seulement de suivre la marche d'une maladie, par exemple,
dont les signes physiques sont accessibles à nos sens, le

devient absolument plus quand il faut avoir l'œil fixé sur les progrès et les changemens d'une intelligence dont les modifications intuitives sont souvent presque insaisissables. Et si dans le premier cas il est souvent impossible de remonter d'un effet simple à une cause occasionnelle, que sera-ce lorsqu'il faudra rechercher les causes d'une multitude d'effets se confondant ensemble de manière à défier la plus pénétrante sagacité ? Mais que répondre à des faits ? Est-ce réfuter une doctrine que d'y semer des absurdités qui lui sont étrangères pour avoir le plaisir de les combattre et se donner l'air d'un triomphe en s'escrimant ainsi, comme le prouvent la plupart des objections imaginées contre la doctrine du cerveau ? Loin de moi l'idée de vouloir les passer toutes en revue; d'autres ayant rempli cette tâche, ce serait aujourd'hui un travail long et fastidieux. Mais je ne puis taire une objection répétée à l'envi par les adversaires de la phrénologie : c'est que Gall n'ait tenu compte que des circonvolutions cérébrales et qu'il ait négligé toutes les autres parties situées à la base ou à l'intérieur du cerveau, parties qui doivent avoir dans les actes intellectuels et moraux des fonctions non moins importantes.

Ces adversaires seraient-ils dans l'oubli ou l'ignorance que certaines parties du système cérébro-spinal sont plus particulièrement destinées aux mouvemens, tels sont les corps striés, les couches optiques, les *crura cerebri*, le pont de varole, les pédoncules du cervelet, les parties latérales de la moëlle allongée, les cordons antérieurs de la moëlle.

Voilà de quelles objections la critique se targue! mais toutes à peu près ont eu le même sort.

Pourquoi exiger plus de la physiologie intellectuelle et morale que des autres sciences? Ceux qui nous reprochent notre impuissance savent-ils combien il est difficile d'arracher à la nature le plus petit de ses secrets? Etudier l'homme, c'est frapper à la porte d'un sanctuaire redoutable où plus on pénètre, plus l'obscurité redouble. Dans notre économie tout est mystère et merveille; nous sommes donc obligés de décomposer l'homme pièce à pièce, pour découvrir la nature, l'ensemble et le but des ressorts de la vie; et même en adoptant cette méthode, quelle difficulté pour parvenir à franchir les abîmes de la physiologie !

Non-seulement la nature a jeté un voile sur cet important secret, savoir : le type normal d'action encéphalique, l'action intime de l'organe, les rapports entre telle forme cérébrale et telle activité de faculté mentale..... Mais certains préjugés s'opposent encore à cette étude. On rejette les faits, on conteste les résultats; pourquoi, dit-on, donner à l'esprit une source matérielle, pourquoi animaliser le génie ? Certes, nous ne concevons pas qu'on puisse nier la cause première des phénomènes; l'âme issue de la chair est une hypothèse qui répugne. Toujours est-il que la cause première quelle qu'elle soit de notre intelligence et de notre moral a besoin de tels ou tels organes pour se manifester. Si vous n'accordez à l'esprit qu'un seul instrument dont vous négligerez la forme et l'étendue, vous ne pourrez jamais concevoir, dit Broussais, comment il peut le monter sur des tons si différens, et comment il ne peut pas le monter sur tous les tons, y réunir toutes les octaves et y jouer tous les airs possibles.

Car, d'une part, vouloir un organe unique pour toutes les affections, serait cumuler toutes les affections dans un même être et sur un même point, ce qui est également contraire à l'expérience; d'autre part, l'existence d'un organe unique ne permettant de percevoir qu'une seule espèce de sensations et d'idées, ne laisserait à l'homme que la faculté de s'abandonner à un seul motif; il serait contraint par conséquent.

Quoi ! l'attention, la mémoire, la comparaison, l'abstraction, la faculté de créer des signes pour représenter les idées et les sentimens, la numération, la notion du temps, celle d'une cause divine, le talent de l'imitation, etc., etc., tout cela ne serait qu'une seule et même chose, et serait logiquement compris sous une seule et même expression, la sensation. Certes, quel que soit le respect dû à Condillac et à Cabanis, il est impossible de ne pas reconnaître des erreurs très-graves dans un tel système.

L'intelligence ne donne point les sentimens, et réciproquement. Ce sont deux ordres de facultés tout-à-fait différens. Avec beaucoup d'intelligence on peut avoir peu de sentimens moraux, comme avec beaucoup de sensibilité et d'âme on peut n'avoir pas le sens commun. Chaque faculté est indépendante d'une autre faculté.

D'ailleurs, que l'encéphale agisse en masse ou partiellement, devient-il moins l'instrument des intellectualisations dans une circonstance que dans l'autre, et bien que ce soit toujours de la matière nerveuse qu'il lui faille pour se manifester, l'intervention de l'âme comme principe d'action est-elle moins admissible dans la seconde supposition que dans la première? Si nous employons un seul et même organe à la formation des bonnes et des mauvaises conceptions, à l'accomplissement des actes vertueux ou criminels, si nous possédons au contraire un instrument particulier à chacun de ces résultats, existe-t-il plus de fatalisme dans la première supposition que dans la seconde? Parce que l'homme présente une langue, est-il dans l'absolue nécessité de parler? ne jouit-il pas d'une raison qui l'éclaire, d'une conscience qui le dirige?

A la question de savoir si le cerveau n'est pas un organe complexe formé par l'assemblage de plusieurs parties, à chacune desquelles est dévolu l'accomplissement d'actes spéciaux, l'observation a donc répondu par l'affirmative, avant même d'avoir eu besoin de découvrir ces parties.

En effet l'intelligence peut s'altérer, le mouvement et le sentiment restant intacts, et ceux-ci à leur tour peuvent subir les troubles les plus divers, sans que l'intelligence soit le moins du monde affectée. La faculté d'articuler les sons a, comme nous l'avons vu, un siége spécial; car la parole peut rester intacte au milieu des plus graves altérations des fonctions cérébrales, ou bien elle peut s'altérer, bien que les autres fonctions encéphaliques pas n'aient subi la moin-

dre modification. De plus, l'anatomie comparée nous fournit une admirable preuve de la multiplicité des organes,
en nous montrant dans la série des êtres certaines parties
de l'encéphale atrophiées ou très-développées, suivant que
tel ou tel acte cérébral prédomine ou s'efface. Il y a même
des parties de l'encéphale qu'on ne retrouve que chez certains animaux, remarquables par des manifestations excep-
tionnelles. Ainsi, plus nous avançons dans l'étude des
nombreuses fonctions que les centres nerveux sont chargés
d'accomplir, plus nous sommes portés à décomposer la
masse cérébrale en un certain nombre d'organes dont chacun est l'instrument d'un acte spécial.

Ce sont les sens externes qui ont donné l'idée des sens
internes.

Nous avons, a-t-on dit, cinq appareils d'organes destinés
à recevoir et à transmettre les sensations, ce qui entraîne
nécessairement le partage de nos sensations en cinq ordres
différens. Or, il n'est pas possible que ces cinq ordres de
sensations viennent aboutir à une même partie du cerveau,
autrement les impressions perçues par cet organe se confon-
draient les unes avec les autres, et la conscience ne pourrait
plus les rapporter au point de départ. Faisons encore observer que chaque sensation transmise au cerveau, loin d'être
fugitive, laisse au contraire dans cet organe une impression
durable, puisque les affections intérieures et les nombreuses opérations de l'intelligence en sont constamment la
suite; or, ces affections d'une part et ces opérations de
l'autre, ne pouvant avoir lieu sans que le cerveau ne réa-
gisse et ne devienne par cette réaction même le théâtre de
mouvemens nouveaux, il est impossible, eu égard à une
telle diversité de phénomènes, que des organes différens
n'interviennent pas dans la production de phénomènes différens.

Si, contrairement à la disposition des sens externes, les
sens internes sont placés les uns près des autres, c'est qu'ils
doivent se prêter une rapide et mutuelle assistance; et de

même que la nature a formé autant de sens externes qu'il y
a d'espèces d'impressions essentiellement différentes, elle a
dû, pour rester fidèle à cette marche, elle a dû créer autant
d'appareils internes distincts qu'elle voulait rendre possibles
de manifestations différentes. Mais, malgré la pluralité des
organes, le système nerveux conserve une unité d'action ;
malgré leur action spéciale isolée, les organes ne sont pas
des maîtres auxquels rien ne résiste ; ils ont entre eux des
communications visibles que l'anatomiste peut suivre. Il
existe des liens qui les attachent les uns aux autres, en sorte
que l'excitation de l'un d'eux en fait quelquefois vibrer
plusieurs ou plus souvent les ébranle tous à la fois.

Lorsqu'on connaît toutes les divisions de l'encéphale, la
situation respective des différens organes, on est profondé-
ment convaincu, par la simple vue de leur coordination générale, que les localisations tracées sur leur enveloppe extérieure ne sont point arbitraires, et qu'il était impossible au
systématique le plus ingénieux d'arriver, sans l'observation
de la nature même, à découvrir les secrets de notre création.

En effet, si cette coordination est arbitraire, pourquoi
les organes solidaires se trouvent-ils juxtà-posés, pourquoi
ce système est-il si bien l'interprète de la nature?

Telles sont les raisons qui ont porté plusieurs philosophes
à admettre des sens internes, c'est-à-dire plusieurs organes
cérébraux distincts. On pourrait donner à ces raisons plus
de développemens ; mais ce simple abrégé suffira pour en
faire sentir la force. On a beau chercher à les combattre
par des objections plus ou moins spécieuses ; examinées de
près ces objections ne frappent que les explications particulières et laissent le principe intact.

Acceptons donc la nature humaine telle qu'elle est ; les
lois de l'organisation sont l'ordre de Dieu. Oui, messieurs,
laissons agir les organes, puisque leur action ne porte aucune atteinte à la cause première, et que, sauf les cas de folie
ou de maladie, l'instrument est toujours à la disposition de
la puissance ; gardons-nous de croire que nous expliquons

quelque chose en insérant dans le cerveau une intelligence construite sur le modèle d'un homme, et n'accusons plus d'immoralité une science qui démontre que l'homme porte en lui le germe de toutes les vertus, de tous les agens propres à corriger les inclinations vicieuses.

Voilà un principe de phrénologie incontestable : que la multiplicité des organes est prouvée par la multiplicité des fonctions. Par ce mode d'investigations nous reposons notre esprit sur une base circonscrite et déterminée; les attributions de la cause assignée aux phénomènes ne peuvent sortir d'un cercle tracé par l'observation, et il ne nous est pas permis de nous égarer dans le vague des conjectures.

Si maintenant on passe à l'application de ce principe, c'est-à-dire à la localisation des organes, ici évidemment la science est moins avancée. Il faudra du temps pour arriver à une localisation précise. Mais les grandes masses existent réellement ; elles sont positives.

Il en est de la phrénologie comme de toutes les autres sciences qui ne se sont pas établies d'un seul jet sur des bases inébranlables; mais tout en reconnaissant les erreurs de localisation, on est forcé d'admettre la solidité de la base sur laquelle la phrénologie repose. Les découvertes ne se répandent pas tout d'un coup sans éprouver de grands obstacles ; voyez ce qui est arrivé à la découverte du mouvement de la terre :

> Galilée expia par dix ans de prison
> L'inexcusable tort d'avoir trop tôt raison.

En effet, il faut le dire à la honte de notre espèce, plus d'un homme supérieur a expié par des persécutions et la mort même la gloire d'avoir éclairé son siècle et la postérité. Triste preuve de la faiblesse humaine, dure nécessité des intérêts matériels, le grand homme est rarement compris par ses contemporains !

Singulière destinée d'une science nouvelle! dût-elle changer la face du monde en vingt-quatre heures et lui procurer un bonheur jusqu'alors inconnu, elle ne peut faire un pas sans payer son droit d'entrée, sans décliner à tout instant ses noms et qualités. Nul ne se soucie de se déranger pour lui faire place.

Mais quiconque veut connaître une science doit l'aborder comme un écolier et réserver toute réaction contre ses maîtres pour le moment où son instruction sera complète. Car si la crédulité sans bornes arrête les progrès des sciences en faisant adopter sans examen les erreurs les plus absurdes, l'incrédulité, qui naît de l'ignorance présomptueuse, ne leur est pas moins funeste. Le doute seul, qui consiste à ne croire ou à ne nier qu'après un mûr examen suivi de l'application des sens, le doute est le caractère du philosophe, la cause de toute connaissance positive, de tout progrès. C'est par le défaut de cet esprit philosophique que les plus grandes vérités ont trouvé tant d'obstacles à s'établir, qu'elles ont été le but de sarcasmes injurieux, de dénégations outrageantes, et que l'humanité est long-temps restée privée des bienfaits qu'elle pouvait en recueillir.

Que sont les lois de physique, de chimie, de mécanique auxquelles nous prétendrions réduire tous les mouvemens des substances de l'univers et toutes les fonctions des êtres vivans, sinon des combinaisons relatives à notre degré d'intelligence ? De là vient que nous sommes obligés de temps en temps, lorsqu'il survient un fait nouveau qui ne peut entrer dans le cadre théorique étroit que nous avons dressé, de tout démolir pour bâtir un nouvel édifice, comme le prouvent suffisamment les révolutions que la philosophie, la chimie même et la physique ne cessent de subir dans leurs explications.

Pourquoi s'étonner si la doctrine des fonctions cérébrales présente encore de l'instabilité !

A qui se plaindre si nos découvertes les plus heureuses ne sont propres qu'à nous inspirer du découragement et à nous confirmer dans la confiance de notre faiblesse, si en comparant nos génies les plus vastes à l'immensité de la nature,

notre sagacité la plus extrême à la multitude de ses secrets,
nos moyens et nos instrumens mesquins et pauvres aux
ressorts et aux masses qu'elle nous oppose, il n'est aucun
esprit sage qui ne soit tenté de sourire à la folie et souvent
à la vanité de nos travaux et de nos entreprises?

Si le physiologiste n'est jamais sûr de son fait, le politique, l'avocat, le général d'armée sont-ils donc certains
du succès? L'infaillibilité physiologique est comme celle du
juge, du diplomate, de l'homme d'état, toujours probable
et relative; mais le mot de probabilité acquiert ici une valeur incontestable par la méthode inductive et l'expérience
raisonnée, et l'on doit espérer que bientôt ici toute pré-
somption équivaudra à la certitude, tant est puissante l'a-
nalogie qu'on peut invoquer en sa faveur.

La zoologie, ou la classification des animaux par leurs
qualités externes, est la plus claire et la plus observable de
toutes les sciences; cependant elle fut long-temps divisée
par les débats de deux savans illustres, et elle est encore le
sujet de dissensions.

Niera-t-on que la physiognomonie décèle l'homme envers
qui la nature fut prodigue de ses dons? un front large, an-
guleux, des yeux pleins de feu, un sourire fin, des traits mo-
biles donnent à la figure une expression animée, et certes
on ne peut être un sot avec une telle physionomie. Cependant combien sur ce point d'étonnantes variétés?

Ainsi tout est sujet au doute et à la contestation; de tout
temps l'erreur a eu son culte, le paradoxe a été proclamé,
et mille vieilles et redoutables questions sont bien loin
d'être résolues. Point de vérité absolue ni en politique, ni
en morale, ni en histoire, ni en philosophie; et dans le
pays même des démonstrations,

> Plus d'une erreur passe et repasse
> Entre les branches d'un compas.

Par quel étrange bouleversement des notions du bon
sens la doctrine du cerveau est-elle placée hors la loi com-

mune des autres sciences? Il est bien singulier que pour
cette doctrine seule on exige un accord parfait dans les vues
et dans les résultats, des solutions pour tous les problèmes,
des explications pour tous les mystères, des démonstrations
pour toutes les inconnues.

Vous qui demandez des certitudes, qui voulez que toujours
on vous dise, comme vos balances et vos chiffres : ceci est,
ceci n'est pas, renoncez à l'étude de la nature, renoncez à la
science de l'homme, vous ne seriez jamais satisfait, même
dans les applications positives, tant les lois de la vie sont
difficiles à réduire en formules. Une faculté, un sentiment,
un instinct à déterminer, c'est un problème compliqué,
comme une loi à appliquer, comme un monument à élever,
comme une maladie à guérir, une inconnue à résoudre.

Mais n'inférez rien contre cette science. L'état sans cesse
précaire et flottant des autres sciences, l'étonnante et rapide succession de leurs théories, le soin de nos savans, toujours occupés à déblayer le terrain, doit rendre circonspect.
Cet art, comme tous ceux qui sont fondés sur l'observation, présente des certitudes, des probabilités, des incerti-
tudes, et est indéfiniment perfectible.

Aussi, nous qui nous intéressons à son sort, nous garde-
rons-nous avant toutes choses de compromettre son existence en lui demandant au-delà de ce que ses forces encore
chancelantes lui permettent maintenant de fournir. Nous
laissons au temps, ce grand enseigneur, comme dit Montaigne, le soin de son développement, et, dangereux ami,
nous n'accréditons point par un fâcheux enthousiasme
l'opinion de ceux qui pensent qu'il ne saurait s'appuyer
sur aucune base solide ; que les faits dont il se compose ne
sont pas de ceux qu'une saine physiologie peut consentir à
recevoir dans son domaine, et que rien n'autorise à juger
de l'intelligence des hommes, de leurs affections, de leurs
passions, d'après le volume de certaines parties du cerveau
et d'après le développement de sa boîte osseuse.

La plupart des commentateurs critiques ne voient pas

très-clair dans les lois de la combinaison des facultés; cependant la connaissance de ces lois est la condition essentielle de tout jugement phrénologique. Il est très-rare en
effet qu'une faculté agisse isolément; on le conçoit à peine
dans quelques cas de rêve, de somnambulisme, d'halluci-
nations ou de folie ; mais dans la vie normale toutes les facultés s'exercent ensemble, et c'est même pourquoi les
gestes, l'écriture, tous les langages naturels fournissent
tant de signes révélateurs du caractère. Seulement il est nécessaire, dans l'analyse d'un acte complexe, de distinguer
les facultés qui prédominent, afin de leur attribuer tout ce
qui en dépend réellement. La combinaison et la réaction
des différens organes est en phrénologie comme l'influence
des différens systèmes les uns sur les autres en pathologie.
Une même faculté se diversifie dans chaque espèce et quelquefois dans chaque individu; par exemple, l'imagination
mélodique dans des êtres divers produit des chants différens.
Les facultés, en se combinant, forment des résultats très-
différens et très-éloignés les uns des autres ; les mères ne
sont pas attachées également à tous leurs enfans ; elles donnent la préférence à celui qui flatte le plus grand nombre
ou les plus actives de leurs facultés. L'estime de soi jointe
à la prédominance des facultés supérieures produit une
juste et noble fierté; jointe aux affections égoïstes, elle en-
gendre le caractère le plus bouffi et le plus vide.

Maintenant, tout intérêt scientifique mis à part, est-il,
pratiquement parlant, bien nécessaire d'arriver, dans la
systématisation des facultés, à une vérité absolue et qui ne
semble pas dans la nature des choses? des approximations
ne sont-elles pas suffisantes pour les résultats qu'il est
désormais raisonnable de demander à l'organologie? quel
but en effet veut-on atteindre par l'étude et la détermination des facultés? Reconnaître les caractères individuels,
prévoir jusqu'à un certain point dans l'enfance les destinées de l'âge mûr pour les favoriser ou les prévenir,
si non les empêcher entièrement, apprécier le degré de li-

berté morale de l'adulte, et aussi pour ne pas croire à la
éformation immanquable des criminels non plus qu'à la
toute-puissance de l'éducation (1).

Or, pour tous ces résultats pratiques, si les vertus, les
vices, les talens mêmes ne sont jamais que le résultat de
l'action complexe de plusieurs facultés, la délimitation
la plus exacte des facultés actives de l'intelligence et des
qualités morales est-elle bien indispensable?

Vous serez convaincus, Messieurs, que la physiologie
intellectuelle et morale n'a pas plus besoin que les autres sciences d'arriver au dernier degré de précision, si
la nature de nos recherches comportait quelques détails sur
les diverses applications relatives au libre arbitre, à l'éducation, aux rapports des hommes entre eux, aux lois ci-
viles et criminelles. Veuillez en effet écouter le langage de
cette science sur les deux premiers points seulement.

Application de l'étude de l'organisation à la théorie du
libre arbitre.

Et d'abord voyons rapidement quels principes les systèmes psychologiques ont déduits relativement aux théories
de la raison, de la liberté et de la volonté, trois faces
d'une même puissance intellectuelle, et qui demandent à
être considérées ensemble, si l'on veut éviter les divaga-
tions et les erreurs auxquelles expose la discussion en pareille matière.

Or, sur cette question du libre arbitre, les philosophes se
divisent en deux camps, dont l'un est pour la liberté illimitée, l'autre pour la liberté restreinte. Mais tout observateur
de bonne foi verra que les principes si divers et souvent

_____

(1) Alléguer que l'éducation peut suppléer aux masses, c'est, dit-on,
recourir à un subterfuge; l'éducation serait tout alors. Oui, quand il
n'y a pas de prédominance, le cerveau va comme il est dressé; on sait
ce qu'on a appris, on suit les exemples qu'on vous a donnés. Ces faits
sont vulgaires; la question reviendra toujours sur le terrain de l'observation.

si opposés de détermination n'ayant presque jamais été
complétement envisagés, il y a dans toutes les divergences
d'opinions plutôt des disputes de mots que des dissidences
de fond.

On ne doit admettre que la liberté qui est d'accord
avec les lois générales de la nature et avec la nature de
l'homme.

Sans contredit il existe une foule de rapports essentiels
à notre bonheur et que nous ne pouvons maîtriser en aucune manière. Personne ne peut répondre de l'empire
qu'auront sur lui ses désirs, les événemens fortuits.

L'homme est donc soumis dans certaines circonstances
de sa vie à des influences inévitables.

Criera-t-on au fatalisme? Que dire alors du pouvoir de
l'éducation, qui modifie à son gré l'homme moyen? que
dire de la constitution physique, qui reçoit indifféremment
toutes sortes d'empreintes, « et, comme le bloc de marbre
sous le ciseau du statuaire, se métamorphose au gré du ca-
price ou de la volonté de l'artiste. »

C'est pour avoir confondu le désir avec la volonté qu'on
s'est créé des difficultés insolubles; ainsi, parce qu'on avait
reconnu que nous ne sommes pas libres par rapport à l'existence des désirs, on a cru faussement qu'il en était
de même relativement à la volonté et aux actions.

Cependant, fait singulier en apparence, dans l'appréciation des motifs de nos déterminations, malgré sa liberté,
l'homme obéit toute sa vie à une foule de maîtres invi-
sibles, en s'écriant : je suis libre, parce qu'il peut vérifier
constamment sa liberté dans l'exercice des petites choses.
S'agit-il d'un intérêt majeur, celui même qui aura une
volonté forte calculera ses actes d'après cet intérêt prédominant. Je suis libre de prodiguer ma fortune, dira l'avare,
mais il ne la prodiguera pas; d'être sage, économe, dira
le prodigue, je serai cela quand je voudrai...; cependant
il ne changera pas de conduite s'il n'a pas quelque puissant antagoniste.

Eh bien, comme les lois de chimie dominent les lois de mécanique, dominées elles-mêmes par les lois de la vie; comme partout une force d'un ordre supérieur domine une force d'un ordre inférieur : le cristal se forme en dépit de la pesanteur, la vie empêche la putréfaction; dans le monde moral, mêmes lois; l'homme faible succombe à ses penchans, le sage fait taire les siens. Circonstances d'ailleurs égales, les désirs, les penchans, les passions auront le dessus chez l'homme grossier et borné, la volonté triomphera chez l'homme cultivé.

Quelle est donc cette philosophie qui réduit l'existence de l'homme à l'exercice d'une seule faculté, aux impressions d'un seul sens! Qu'un individu possède à un haut degré tel ou tel mauvais penchant, il sera d'autant plus porté à en suivre l'impulsion qu'il trouvera moins de défense dans les nobles facultés.

Mais, encore une fois, jamais un organe n'entraîne infailliblement la nécessité de sa manifestation. L'homme étant un être complexe, ses déterminations ne sont presque jamais le produit d'une seule force; c'est une délibération des diverses facultés de l'intellect en action.

Nous ferons une large part à l'organisation; cependant nous ne lui remettrons pas tout en entier le dépôt de notre destinée. Quoi qu'en disent ceux qui ne voient la force que par la matière, il y a quelque chose dans l'homme entre la substance et la quantité. Nous assurons que l'organe exerce une formidable puissance, et ce n'est pas là ce qu'on peut contester. L'enfant dans le sein de sa mère, l'homme dans le sommeil naturel ou apoplectique, le frénétique, l'idiot, n'ont pas de libre arbitre. La liberté ne peut exister tant que les facultés supérieures de l'intelligence auxquelles se rattache le moi voulant ne sont pas assez développées pour que le moi puisse se percevoir lui-même. A mesure que l'homme s'éloigne davantage de l'idiot par le développement de son cerveau, son intelligence augmente, ses sentimens se perfectionnent et son libre arbitre est plus puissant, de sorte que le plus haut degré de ce dernier suppose le développement le plus complet des organes et des facultés.

Voilà comment il se fait que des hommes se soient condamnés à mourir de faim, sans que leur volonté ait jamais fléchi devant la douleur et la mort; voilà comme la volonté domine la douleur physique, fait taire la douleur morale et restreint le désir, quelles qu'en soient la source et la violence.

Ainsi des faits sont là pour prouver que le moi, par sa force intrinsèque ou aidé de l'éducation, peut régir souverainement l'économie, et qu'en définitive, comme on l'a dit, l'homme est le maître chez lui.

Demandez-vous le but de cette suprématie d'intelligence, le voici : soumettre l'instinct animal exalté à une volonté forte et à la raison, ramener constamment cette raison à la loi du devoir, c'est bien là ce que le sage espère et cherche, l'harmonie avec soi-même; développez donc les facultés de l'homme, si vous voulez qu'il fasse le bien par une volonté ferme et éclairée.

Application de l'étude de l'organisation à la perfectibilité et à l'éducation.

Outre ces questions en quelque sorte pratiques, il en restait une, étourdissante nouveauté de notre époque, savoir la question du progrès et de la perfectibilité humaine, ainsi résumée : l'espèce humaine est-elle perfectible dans toutes ses facultés? et l'est-elle d'une manière indéfinie?

Non, il ne peut pas y avoir de progrès pour les arts qui ont rapport aux facultés instinctives les moins élevées et communes aux animaux et à l'homme. On fait l'amour, on aime ses enfans, on se bat, on se tue aujourd'hui comme aux temps anciens.

Non encore, il n'y a pas progrès pour quelques-unes des facultés qui ont dans leurs dons les arts d'imagination ; la poésie, la statuaire, l'architecture, et pour le développement desquels il ne faut qu'un beau ciel, une belle nature, des sens neufs, une imagination ardente, comme le ciel, la nature, les sens, l'imagination des anciens Grecs.

Aussi la poésie de ces peuples n'a-t elle pas été surpassée par la poésie moderne; aussi l'architecture et la statuaire des modernes ne sauraient soutenir le parallèle avec l'art ancien.

Mais il y a progrès pour ceux de ces arts où la science commence à intervenir, la peinture et la musique. Il y a surtout progrès, perfectibilité pour ce qui est du domaine des hautes facultés intellectuelles, et suppose génie et réflexion.

Nous le savons, tout cela s'explique le plus naturellement du monde, mais tout cela s'explique surtout par la physiologie philosophique, dont il constitue une des applications rigoureuses, et c'est ce que nous avons voulu exposer.

Si maintenant nous abordons la question de l'éducation, qui ne s'imaginerait, après tant de volumes, que cet art de cultiver nos facultés ne fût arrivé à son dernier point de perfectionnement? Il n'en est pas ainsi cependant, et il n'en faut pas chercher bien loin la raison; on n'a pas voulu voir que tel ou tel acte est le fait d'une organisation vicieuse abandonnée à elle-même et à ses produits naturels; que conséquemment l'appréciation exacte de l'état cérébral du sujet peut nous aider à le juger, et nous fournir les moyens d'éclairer son intelligence, de réprimer ses penchans et de compléter sa vie.

A en juger par les distinctions que les philosophes anciens et même la plus grande partie des modernes ont faites entre les membres de l'humanité, on dirait que leur attention s'est fixée sur des êtres placés en dehors de l'espèce. L'empreinte du créateur sur toutes les têtes, la perma-

nence du type, l'immutabilité des forces, tout a été méconnu, et c'est par des classifications arbitraires que pendant des siècles la nature de l'homme a été mal appréciée.

Plus nous réfléchirons sur ces dispositions similaires et
pourtant diversifiées, plus nous nous confirmerons dans l'o-
pinion que l'éventualité des circonstances, le bon ou le
mauvais emploi des facultés, leur dérangement ou leur
perversion, quoiqu'établissant par le fait des différences
bien tranchées entre les membres du corps social, n'at-
testent néanmoins que des modifications particulières de
l'encéphale.

Combien d'influences physiques ou morales se réunissent
pour maintenir ou déranger l'équilibre de l'organisme.
Quoi de plus variable que la vie de l'homme? Au physique,
action continuelle du corps pour se maintenir à une tem-
pérature uniforme; au moral, les facultés intellectuelles
ne s'exercent pas deux instans de suite avec le même degré
d'énergie; combien de luttes de la raison contre les passions, ou des passions entre elles! On voit quelquefois ré-
gner le calme sur l'Océan; il ne lui est guère permis d'exister dans l'organisme humain.

Si la moindre particule de cet univers est modifiée par le
grand tout contre lequel elle réagit, combien l'organisme
humain n'entretient-il pas de rapports avec ce qui l'entoure; et si tous les besoins se rattachent si étroite-
ment à l'organisation qu'ils se développent, se dérangent
et périssent avec elle, qui pourrait se vanter de les connaître,
s'il est étranger à la science de l'organisation?

Vous le voyez, Messieurs, que l'on étudie l'homme au
physique ou au moral, qu'on l'observe dans tous les âges,
dans toutes les positions de la vie, en état de maladie ou de
santé, c'est toujours sur la physiologie philosophique qu'il
faut tourner ses regards, c'est cette grande science qu'il faut
interroger.

Ainsi nous voilà forcément conduit sur les confins
du physique et du moral, et nous restons convaincu

que, puisqu'il est impossible de séparer l'un de l'autre, on ne peut régulariser l'un sans l'autre.

Voilà un principe, et je le proclame hautement, parce qu'il est l'expression d'un grand fait, parce qu'il a pour lui l'autorité de l'histoire et celle de l'organisation, parce qu'il est positif, simple, intelligible, large et fécond, parce qu'il me frappe comme la plus éclatante de toutes les vérités.

Tirons encore d'autres principes de l'observation des faits. Elle nous prouve que dans le cerveau humain les masses consacrées aux instincts, aux besoins les plus nécessaires, ont un énorme volume et l'emportent de beaucoup sur les autres; tandis que les masses auxquelles tient l'intelligence supérieure ou la réflexion ne présentent qu'un très-petit volume. Les faits particuliers viennent en confirmation de ce fait général, en nous montrant que chez bon nombre d'individus les sentimens ont encore une assez grande prépondérance, mais qu'un très-petit nombre seulement d'élus possèdent à un degré élevé les organes de la raison.

Si donc vous voulez moraliser l'homme, donnez-lui d'abord la connaissance de la nature et des objets qui le frappent, et apprenez-lui à les adapter à son service, puis montrez-lui le véritable but de ses besoins, de ses affections et de ses sentimens, le mal qui résulte de leur direction vicieuse, le bien qui suit infailliblement leur développement harmonique, alors vous l'élèverez aux plus hautes conceptions de l'intelligence. Mais ne vous attendez pas à être compris jusque-là par la foule. Les masses sentent mieux qu'elles ne comprennent, et de bonnes habitudes sont de plus sûrs garans de moralité chez elles que les plus sublimes principes.

Dans tout pays civilisé, plus la situation de l'homme est heureuse, plus il lui est permis d'accroître ses moyens d'existence, ses relations, et d'agrandir le cercle de ses idées. Mais quelque éminence que puissent acquérir les fa-

cultés intellectuelles, ces facultés n'obtiendront de valeur
que par l'exercice, et ne seront jamais le partage que du
plus petit nombre. D'où il suit que dans toute assemblée
délibérante c'est toujours dans une minorité de cette assemblée que se trouvent le plus de sagesse, les vues les
plus profondes, les jugemens les plus solides, les pensées
les plus justes. Plus l'assemblée sera nombreuse, plus conséquemment la valeur de ses décisions par la pluralité des
voix sera exposée. D'où il suit encore que l'immense ma-
jorité sera toujours à la merci d'une minorité dominante,
les lumières, n'étant l'apanage que du plus petit nombre,
n'empêcheront jamais ces désordres.

Mais il n'y a pas d'époque dans la vie où les facultés ne puissent être utilement exercées, l'homme
encouragé à faire le bien, éclairé sur les moyens de
l'opérer.

Ce n'est pas d'aujourd'hui qu'on a considéré l'homme
comme formant deux êtres distincts, l'individu physique
et l'individu moral, qui tous deux peuvent présenter des
déviations innées ou acquises de leurs facultés respectives.
Or, nous avons des établissemens pour le redressement
des vices de conformation du corps, et c'est à peine si nous
en possédons pour le traitement de ceux de l'esprit. La
gymnastique corporelle est dans sa splendeur, et celle du
moral est à créer; car l'éducation qui la représente a plutôt
pour but de féconder les dispositions favorables que de
corriger celles qui dévient de l'ordre normal. Là gît donc
une lacune; pour la remplir, multiplions en ce sens les
bienfaits du pouvoir instructif; donnons surtout, en
créant des établissemens spéciaux, une éducation appro-
priée aux facultés du sujet et au rang qu'il doit occuper
dans le monde.

Agrandissons la sphère de la jeunesse active et bien organisée, par le développement de toutes ses forces fondamentales; préparons-la à toute l'importance du rôle qu'elle
doit remplir un jour sur un plus grand théâtre : comme

elle doit imprimer le mouvement, hâter le progrès, attachons-nous à faire passer dans les mœurs l'esprit des lois qui nous régissent ; par de bons conseils et de bons exemples tirons des organisations inférieures tout ce que leur spécialité nous permet d'en tirer. Les habitudes de l'enfance ouvrent l'âme aux habitudes qui doivent remplir la vie de l'homme.

Ce sera donner un ressort puissant à nos institutions et rendre leurs résultats politiques et moraux moins tardifs et plus universels.

Quant aux besoins de l'ordre social relatifs aux condamnés, l'expérience a parlé, ne récusons point son témoignage. Déjà plusieurs moralistes ont éclairé par leurs travaux scientifiques une matière si digne de leurs pensées ; déjà même on a paru vouloir s'occuper du système pénitentiaire autrement qu'en théorie, et les réformateurs qui ont émis les premières idées sont partis d'un point de vue inhérent à la science médicale, savoir, le criminel est un malade que la punition doit chercher à guérir et non à élaguer de la société par la mort et la flétrissure. Que le mal soit moral ou physique, qu'il résulte d'une erreur de conscience ou d'une lésion de tissu, c'est toujours une action perturbatrice qui fait franchir à l'homme la sphère des conditions d'existence au sein de laquelle il doit rester renfermé.

Quelle que soit l'exagération de cette opinion, la question est de savoir, puisque le criminel peut être modifié, quels sont les moyens à employer pour que les tentatives d'amélioration ne soient pas entravées par les privations et les souffrances du régime.

On veut pour ces malheureux la solitude, suivant le beau traité de Zimmermann. Mais quelle analogie entre la solitude qu'on choisit librement et qu'on aime parce qu'on l'a choisie, et la solitude imposée par la force ; l'une avec le sentiment d'une absolue liberté, l'autre avec la pensée d'une compression incessante ; la première avec toutes les conditions de salubrité, l'air, le mouvement, etc., la seconde avec des conditions tout opposées? Ne doit-on pas craindre qu'une sorte d'agitation fébrile ne s'empare du détenu, si sa volonté réagit avec force contre les dures épreuves du mutisme et de l'isolement cellulaire, contre la sévérité du régime, contre la terrible uniformité du temps. Je demande s'il est un traitement moral possible, en regard de la punition, à côté de la gêne, c'est-à-dire, comme nous le supposons, dans l'absence du mouvement, dans la pratique obligée du silence et l'uniforme immutabilité des impressions?

Il est clair que pour arriver à cette régénération, s'il faut avant tout conduire l'intelligence à adopter la loi jusque-là méconnue, la connaissance du mécanisme physique de l'organisme est indispensable pour la direction des facultés, pour la réhabilitation de la moralité individuelle, surtout lorsqu'il s'agit de frapper le corps tout en relevant l'esprit de sa déchéance, de punir et de faire de l'éducation à la fois; il est clair aussi que la sévérité du régime ne doit pas affaiblir ou détruire les forces physiologiques à tel point que la direction de l'enseignement devienne une impossibilité.

La société ne retire aucun bénéfice de la souffrance matérielle de l'individu; ce qui lui importe, c'est que la punition ait changé le coupable, c'est qu'il sorte corrigé. Tout détenu et coupable qu'il soit, la société lui doit intérêt et protection; or, il lui importe d'être amené à une régénération morale afin que faute d'éducation il ne retombe pas sous le coup de la loi. Infliger une souffrance qui n'aide pas à l'amélioration de l'individu, c'est une injustice et un dommage pour le coupable; jamais le philosophe, le moraliste, l'ami de l'humanité n'attribuera à la loi une mission de colère ou de vengeance; la souffrance ne saurait inoculer dans une organisation gangrénée de vices le désir de bien faire pour l'amour seul de la moralité.

Au point de cette doctrine physiologique, les prisons ne

seront plus des écoles publiques de perversité où l'on entasse pêle-mêle les petits filous et les voleurs de grands chemins, des jeunes gens novices dans le mal et des scélérats endurcis. Les prisons seront des maisons de correction, de pénitence, où les coupables seront classés selon leur âge, leurs fautes, leurs aptitudes, dont la direction sera remise à un homme moral et habile qui saura chercher, suivre et aider dans toutes leurs modifications le caractère, la marche, les progrès des personnes confiées à ses soins.

Je ne crois pas, comme tant d'autres, que l'emprisonnement soit une barbarie; mais la mauvaise tenue des prisons le rendrait tel. Ceux qui se sont occupés du soin des prisonniers n'ayant jamais fait de recherches statistiques établies par des chiffres, ce qu'ils ont dit a souvent paru dicté par une sensibilité déclamatoire. Cependant jamais dans les pertes les plus affreuses, jamais dans les guerres les plus désastreuses, les pays et les armées n'ont été exposés à une mortalité pareille à celle qui sévit contre les prisonniers de Vilvorde en Belgique, où il mourait, on aura peine à le croire, 1 prisonnier sur 1/27e de population moyenne en 1802, 1803, 1804.

En France, dans les dépôts de mendicité, la mortalité était à Laon, pendant une période de treize années finissant en 1826, de 1 individu sur 4/32es; à Nancy, en 1689, de 1 sur 5; en 1801, de 1 sur 3/22es; à Metz, de 1 sur 8/13es en 1789, et sur 2/22es en 1801.

On comptait, terme moyen, en 1827, un décès sur 22 condamnés dans les maisons centrales de détention de la France.

Il paraît que la mortalité des prisons en Angleterre est très-faible. Ce sujet mérite peut-être plus que tout autre de fixer l'attention des statisticiens, car il en est peu qui présentent des valeurs aussi susceptibles de varier, selon la négligence ou le zèle des administrateurs qui peuvent rendre dans un même établissement la mortalité égale à ce qu'elle est dans l'état ordinaire de la société, ou bien plus affreuse que dans les fléaux les plus destructeurs.

On peut dire avec satisfaction que, depuis qu'on s'occupe davantage du sort des prisonniers, leur mortalité a diminué dans presque tous les établissemens de ce genre. C'est un nouveau bienfait de la propagation des lumières, c'est une heureuse influence de la statistique, qui a mis en évidence des résultats assez positifs pour dissiper toute illusion.

Déjà, par une sage prévoyance, des dépôts de mendicité ont été établis dans plusieurs départemens, et, grâce à la généreuse sollicitude des autorités administratives, le département du Loiret se trouve enfin doté d'un établissement de ce genre, avec toutes modifications d'amendement, de répression, de correction salutaire, il faut le dire, car ce point de vue me semble tout aussi neuf qu'essentiellement utile, en faisant d'une institution de sûreté publique une œuvre de haute moralité. Voyons dans cette mesure un généreux appel à une sollicitude d'un autre genre et non moins puissante ; car on s'émeut de pitié au récit d'autres malheurs, et l'on s'étonne de ne trouver, au xixe siècle, qu'une seule institution préservatrice, une seule maison d'éducation spéciale relative aux jeunes détenus; oui, ceux-ci d'abord, car, dans l'impossibilité où l'on est de s'occuper de tous les malheureux, de faire tout à la fois, rien ne paraît plus juste que de prendre d'abord en considération l'enfance et l'adolescence. Cette partie de la population des prisons n'est point arrivée au dernier degré de la dépravation, les mauvaises habitudes ne sont point enracinées chez elle. Victime de l'abandon, de l'inexpérience, elle touche à cette époque de la vie où le cœur et l'âme peuvent s'ouvrir à toutes les sensations et recevoir une bonne impulsion; c'est le moment d'agir.

Il appartenait à notre nation si riche en établissemens de bienfaisance, seule ressource de l'homme nécessiteux dans l'état de santé ou de maladie, mais libre, de donner

à l'Europe le modèle d'un établissement où l'intelligence
des jeunes détenus fût développée, la morale enseignée
avec les pratiques et les instructions du culte suivant les
préceptes de l'Evangile, où l'industrie eût le double avan-
tage d'abord de faire contracter à l'enfant des habitudes
d'ordre, de travail et d'économie, puis de lui assurer
un état.

C'est dans les maisons de ce genre que les applications
de la physiologie du cerveau peuvent rendre d'éminens
services, en faisant ouvrir à chaque sujet la carrière la
mieux en rapport avec ses dispositions originelles. Car la
principale ordonnance de Platon en sa République, c'est
donner à ses citoyens selon leur nature, leur charge.
Honneur à ceux qui, dans leur bienveillance et leur
noble sympathie, ont cru devoir considérer le genre humain comme une seule famille, s'intéresser à ses misères
et demander pour lui la justice et la protection des lois!

Honneur aux fondateurs de la colonie de Mettray, à
MM. de Metz et de la Bretignière, car ils ont comblé
une lacune, ils ont porté remède à une plaie déplorable
pour la civilisation actuelle.

Espérons que la philanthropie de ces hommes généreux, si elle est soutenue comme elle le mérite, trouvera
des imitateurs.

Oui, je ne crains pas de l'affirmer, soit que les jeunes
détenus présentent une organisation incomplète, soit que,
sans vices naturels, ils aient été pervertis par les mauvais exemples, ils pourront tous, une fois soumis à l'influence de méthodes conformes à leur singularité native ou
acquise, être modifiés, reconstitués par un généreux con-
cours d'efforts; ils seront le vivant témoignage de l'influence
que toute administration philanthrope doit avoir sur le bien
public et le bonheur individuel.

CONCLUSION.

Vous le voyez, Messieurs, la doctrine du cerveau ne vient pas proclamer une théorie toute nouvelle de l'homme moral et intellectuel, quand cette théorie a été esquissée par les philosophes écossais; introduire une réforme radicale dans l'éducation, la morale, la législation, quand l'éducation, la morale, la législation marchent bien sans la philosophie et souvent même à l'opposé de certaines théories; elle ne vient pas revendiquer à l'honneur de ses seuls principes le progrès et l'amélioration de l'humanité, quand l'humanité s'améliore, progresse d'elle-même, en vertu d'une force qui briserait tous ceux qui seraient tentés d'en arrêter le mouvement.

La nouvelle doctrine n'aura pas ces prétentions; mais en représentant bien tel qu'il est l'homme tout entier, la psychologie et l'organologie, sans s'abuser sur la portée qu'elles s'attribuent, pourront, par les formules et les signes qu'elles fournissent à l'esprit, rectifier les faux systèmes, montrer la vérité, et satisfaire ainsi la philosophie même la plus exigeante; c'est l'appréciation à leur juste valeur des systèmes de psychologie en général et de celui de Gall en particulier.

Ainsi, connaître l'organisation de l'homme, être sensible et modifiable par excellence, sa constitution physique et morale, faire ensuite servir cette connaissance à la conservation, à l'amélioration de son existence, tel est en général l'éternel et sublime objet de cette science, que les esprits faux n'ont cessé d'accuser.

Rechercher en particulier la division la plus naturelle des facultés instinctives et intellectuelles, voir s'il existe entre elles des différences notables dans leur origine ou dans leur manière d'être, examiner ensuite si la phrénologie a donné la meilleure division, si elle a le mieux apprécié les différences, suivre enfin cette doctrine dans ses applications, telles sont les questions que nous avons surtout cherché à résoudre.

Et nous croyons par cette marche, en établissant les rapports de la phrénologie avec la philosophie, avoir montré que la saine métaphysique repose sur la connaissance de l'organisme, et que les phrénologistes ont rendu un immense service à l'idéologie, en séparant les instincts des actes purs de l'intelligence.

Enfin de l'exposé des faits est ressortie la complication de la nature humaine caractérisée par des principes de deux ordres, manifestations attribuées aux modifications du cerveau, intellection pure et volonté indépendante de toute condition matérielle, et auxquelles nous n'avons pu par conséquent assigner de siége.

De la complication de la nature humaine il résulte qu'il nous est difficile de nous juger les uns les autres, d'apprécier dans un cas particulier les véritables motifs de telle action ; que nous ne devons pas espérer retrouver en autrui nos propres manières de penser et de sentir ; qu'il faut nous résigner à des dissentimens, à des contradictions, apprendre à nous supporter mutuellement, et que la connaissance de l'homme nous conduit au dogme de l'indulgence et de la charité mutuelle.

Telles sont les maximes que nous nous empressons de recueillir, ne pouvant mieux honorer les auteurs phrénologues, si long-temps et si injustement poursuivis, qu'en rendant hommage aux services qu'ils ont, de leur côté, rendus à la science de l'esprit humain.

Quelques lecteurs douteront peut-être de l'opportunité de ces observations ; mais s'ils veulent réfléchir à l'immense portée que peut avoir en médecine tout ce qui concerne les fonctions cérébrales, si difficiles à étudier, s'ils se rappellent que la médecine légale y est intéressée, ils reconnaîtront l'utilité de cette analyse. Quant à nous, nous voyons avec joie la philosophie rentrer dans la médecine, qui fut autrefois son berceau. Le médecin, dont la mission est de suivre l'homme depuis la naissance jusqu'au tombeau, a trop long-temps négligé l'étude de l'intelligence, dont lui seul peut suivre tous les progrès et les changemens.

Je crains beaucoup d'être resté trop au-dessous du sujet que j'ai entrepris de vous soumettre; ce que j'ai dit toutefois ne sera pas inutile, si j'ai réussi à vous convaincre que la question de l'influence du physique sur le moral, loin d'être épuisée, commence à peine à être saisie sous son véritable point de vue. Sans adopter aveuglément la doctrine de Gall, rendue plus philosophique par Spurzheim, et que plusieurs corps savans travaillent sans cesse à perfectionner, il convient, ce me semble, à cette société d'en accueillir les communications et d'en encourager les efforts. On doit se souvenir que ces découvertes ne sont pas de pures spéculations de cabinet, mais bien le fruit d'une observation matérielle faite dans le goût de ce siècle positif. La phrénologie a pour base aujourd'hui, non des tâtonnemens fugitifs de tête, mais des collections immenses. Son progrès et son influence peuvent se faire sentir à la philosophie, aux lois, aux mœurs, à l'économie sociale; que de motifs pour jeter sur cette science un regard d'intérêt et se mettre en état de la bien juger !

FIN.

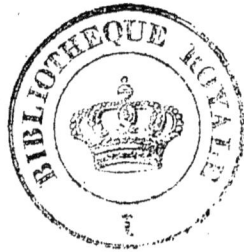

www.ingramcontent.com/pod-product-compliance
Lightning Source LLC
Chambersburg PA
CBHW050605210326
41521CB00008B/1117